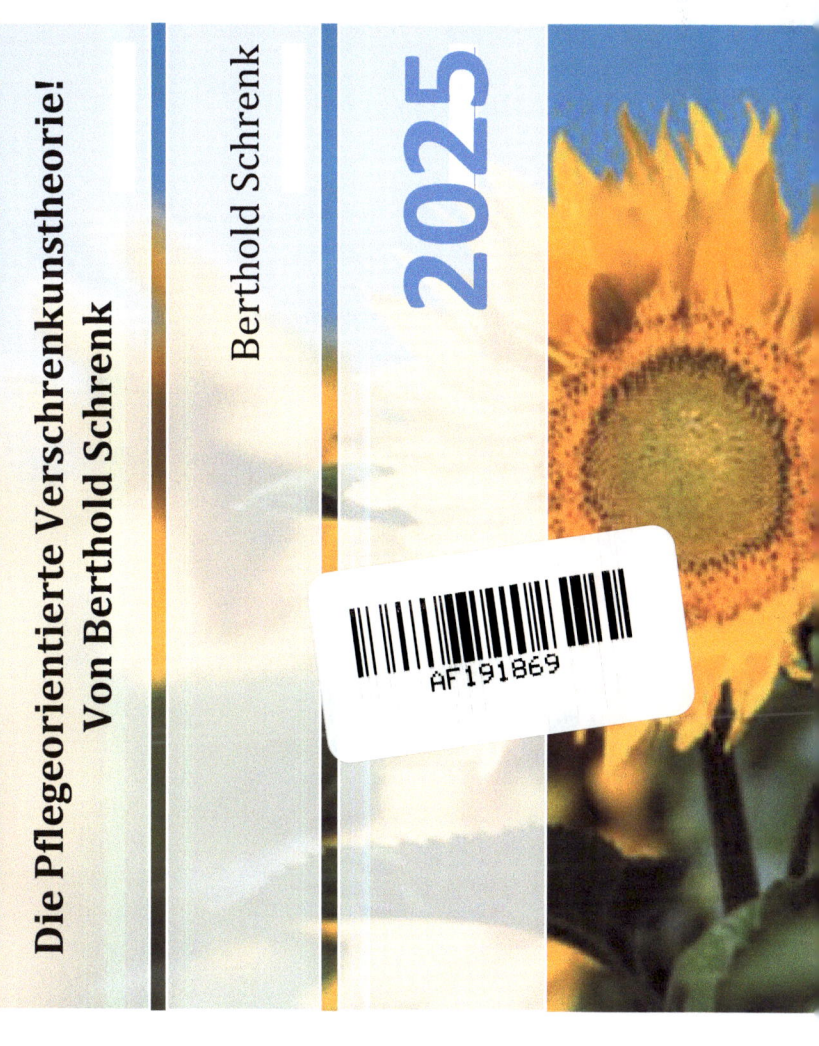

Die Pflegeorientierte Verschrenkunstheorie! Von Berthold Schrenk

Berthold Schrenk

2025

Ein Buch für und über Mitarbeiterinnen/Mitarbeiter in der Pflege. Schwerpunkt liegt darin, wie Mitarbeiterinnen/Mitarbeiter in der Pflege, oder für die, die gerade eine Ausbildung in der Pflege abgeschlossen haben, besser miteinander umgehen. Für ein besseres Miteinander, zwischen Kolleginnen/Kollegen! Einblicke, meiner Erfahrung erläutern zuerst in bestimmten pflegerischen Kapiteln, wie ich Tools in der Pflege sehe, und diese nicht nur bei zu pflegenden Personen angewandt habe sondern, sie lassen sich auch bei Ihren Kolleginnen/Kollegen, anwenden. Diese Erfahrung möchte ich mit Ihnen teilen.

Inhaltsverzeichnis

Vorwort...3

Der erste Schritt..4-7

Das „Vor Einem"...8-9

Zu Pflegende heute..10-12

Die Pflegeorientierte Ver**schrenk**ungstheorie.........13-19

Zwei Schwestern...20-25

Selbstbestimmtheit..26-31

Kolleginnen und Kollegen.....................................32-38

Nette Kolleginnen/Kollegen...................................39-51

Autoritär sein..52-55

Empathie...56-58

Ehrlichkeit und Haltung...59-60

Infantilisieren und Respekt.....................................61-64

Verlängerte 4 Minuten...65-70

Demente denken anders...71-74

Ankern..75-77

Meine persönliche Note...78-80

Begegnungen...81-88

Intuition weist uns den Weg...................................89-94

Erneuerung in der Pflege.......................................95-103

Fehler durch Hektik...104-125

Der Abschied...126-129

Fazit..130

Danksagung...131

Fachbegriffserklärung...132-133

Autor...134

Vorwort

Die folgenden Themen sind Ausschnitte aus meinem beruflichen Lebensweg in der Pflege, die Sie sicherlich kennen, jedoch nur aus dem Lehrplan! In der Praxis findet man einen persönlichen Weg um diese heraus zu filtern und anzuwenden. Viel Spaß beim Erkennen dieser Pflegewerkzeuge, denn ohne diese kann man nicht arbeiten.

© 2024 Berthold Schrenk
Verlag: BoD · Books on Demand GmbH,
Überseering 33, 22297 Hamburg, bod@bod.de
Druck: Libri Plureos GmbH, Friedensallee 273,
22763 Hamburg
ISBN: 978-3-8423-7573-4

Der erste Schritt

Tür auf und raus aus dem Gebäude, in dem Sie Ihre Pflegeausbildung absolviert haben. Stolz halten sie ihr Zeugnis in der Hand und gehen voller Erleichterung zu Ihrem Fahrzeug oder begeben sich auf den Weg nach Hause. In dieser Zeit geht einem all der Stress, all die Mühen, die es abverlangte, um an das ersehnte Ziel zu kommen, durch den Kopf. All die Prüfungen, das Lernen…endlich ist erst mal Schluss damit. Ja, dem ist nur teilweise zuzustimmen.

Vorerst mal Pause machen, sich einen wohlverdienten Urlaub gönnen. Das trifft zu!

Schließlich hat man sich diese Auszeit redlich verdient. Doch mit dem Lernen wird es in der Pflege nie ein Ende nehmen.

Sollte es auch nicht. Man wird ständig gefordert, an jedem einzelnen Tag kommt neues Wissen hinzu, manchmal ohne es zu merken. Dinge, die während des Tages unwichtig erscheinen, werden im Unterbewusstsein abgespeichert. Dies wird einem erst bewusst, wenn sich zum Beispiel einige Tage später Pflegehandlungen, wieder spiegeln. Der sogenannte „Aha-Effekt" kommt hier zum Vorschein. Wenn Sie aufmerksam genug sind, merken Sie sich dieses Erlebnis und wachsen dadurch. Nicht nur kognitiv sondern ihre Pflegehandlungen werden damit von Tag zu Tag strukturierter und präziser.

Aber wie geht es nun weiter…?

Nach der Auszeit sollten Sie in einem Bereich arbeiten, der Sie interessiert, fordert und vor allem auch Spaß macht!

Im Prinzip ist es egal, wo Sie anfangen zu arbeiten.

Hauptsache Sie sammeln Erfahrung.

Eindrücke, der Arbeitsplatz, Kolleginnen und Kollegen, Vorgesetzte, die Leitung des Hauses und schließlich der Träger umfassen Ihre Arbeitswelt, in der Sie sich jeden Tag bewegen. Doch Sie dürfen niemals vergessen, wer in Ihrem Beruf im Mittelpunkt steht...! Es sind die

Patientinnen und Patienten
Bewohnerinnen und Bewohner
Klientinnen und Klienten

In weiterer Folge als "illi curandum" benannt.

Diese Menschen bedürfen Ihrer vollen Aufmerksamkeit und Hingabe. Sie sind der Fokus Ihres Berufes. All das Gelernte, all Ihre Emotionen und Ihre Intuition sollten jeden Tag in diese Gruppe einfließen. Ich weiß, Störfaktoren behindern dies oft.

Einige Kolleginnen/Kollegen behaupten, dass wir Tätigkeiten nicht unbedingt durchführen brauchen, da sie nicht in unseren Arbeitsbereich fallen, wie zum Beispiel...

die Mülleimer ausleeren, Betten neu überziehen, wenn es dafür genug Personal gibt, den Boden reinigen, bei der Geschirrgebarung mithelfen. Sicher könnte man diese Arbeiten ignorieren und auf die dafür vorgesehenen Interdisziplinären Gruppen abwälzen.

Doch es liegt an Ihnen, ob sie den Begriff „miteinander Arbeiten" verinnerlichen wollen oder strikt in ihrem Arbeitsbereich verharren wollen. Natürlich dürfen Sie ihre Haupttätigkeit, für die sie ausgebildet wurden, nicht vernachlässigen.

Diese steht immer im Vordergrund!

Aber…Denken Sie darüber nach, für wen Sie eigentlich arbeiten?

Egal ob Sie im Krankenhaus, in einem Altenpflegeheim, in der Hauskrankenpflege, im sozialen Bereich tätig sein werden oder tätig sind, Sie arbeiten immer nur für die Gruppe von Menschen, die ich vorher erwähnt habe. Diese müssen im Mittelpunkt ihres Daseins, am Arbeitsplatz, fokussiert werden.

Ich sehe es so! Es liegt an Ihrem persönlichen Charakter, ob Sie nicht nur geradeaus schauen, sondern auch hin und wieder einmal nach rechts oder links einen Blick werfen wollen. Dieser Gedanke trifft in vielen Situationen zu. Mal hinter die Kulissen einer zu Pflegenden Person schauen. Warum verhält sie sich so? Was steckt dahinter?

Erst, wenn Sie die Historie der im Mittelpunkt stehenden Person kennen, werden Sie das wahre Ich der "illi curandum" und im sozialen Bereich der Klientin/ des Klienten, verstehen.

Erwin Böhm hielt vor einigen Jahren einen Vortrag, an dem ich teilnahm. Er gab zu verstehen, dass man all die Fakten, all das Gelernte für einen kurzen Moment vergessen darf.

„Sehen Sie nur das, was Sie da vor sich im Rollstuhl sitzen haben, schauen, hören, riechen Sie. Sammeln Sie so viele Eindrücke wie möglich. Erst dann handeln oder entscheiden Sie, wie sie bei dieser Person agieren, oder wenn Handlungsbedarf nötig ist, vorgehen. Das Wichtigste dabei ist, seien Sie voll und ganz für diese Person da!"

Ich weiß, das widerspricht dem vorherigen Absatz, doch Erwin Böhm weiß genau, wovon er spricht.

Schließlich ist diese Legende sein ganzes Leben in der Pflege tätig gewesen.

In Rente schrieb er Fachbücher und hielt Vorträge, die man sich unbedingt einmal online anhören sollte.

Erwin Böhm

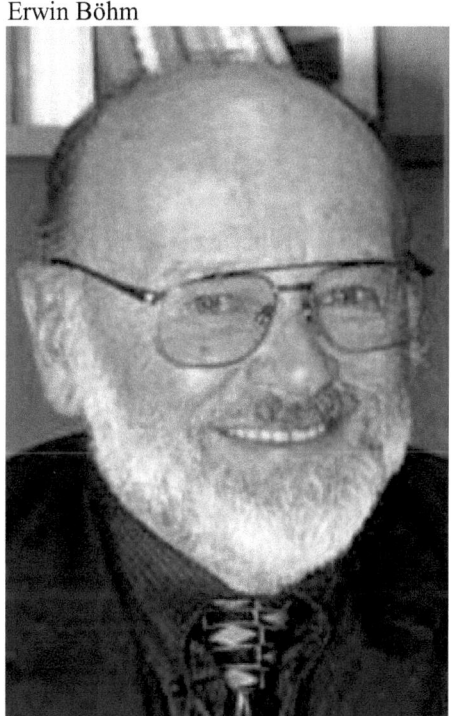

1.05.1927 – 23.12.2015

Das „Vor Einem"

Erfassen Sie alles von der zu pflegenden Person...

- welche Bewegungen fallen Ihnen auf?
- Wie reagiert sie auf ihre *Initialberührung?
- wendet sie sich von Ihnen ab?
- ist die [1]Adabtionszeit verzögert?
- ist eine [2]Apraxie oder [3]Agnosie erkennbar?
- sind Schmerzen ersichtlich > verzerrtes Gesicht, zuckt die Person bei Bewegung/Berührung zusammen, heben sich die Schultern, ständige Microbewegungen (Unruhe)
- wurde eine [4]Polyneuropatie diagnostiziert?
- ist die Person müde, schwach?
- wie ist die [5]Vigilanz -> wirkt die Person munter oder schläfrig?
- ist sie kränklich, blass, rot im Gesicht?
- zyanotisch > sind die Lippen blau angelaufen, transpiriert die Person?
- Temperatur > sind die [6]Akren kalt/warm?
- wie ist die Atmung?,

---

* /1/2/3/4/5/6 > S132

- Geräusche > wurde eine [*][7]Gelenksathrose diagnostiziert, Stöhnen, Schreie!

- Kommunikation (Sprache) > undeutlich, unterbrochen, verwaschen, liegt eine [8]Aphasie vor? Gibt sie Antwort, verneint sie oder nickt sie mit dem Kopf? Schließt sie die Augen langsam und öffnet diese wieder(Ja/Nein)?

- Wie ist die Compliance? Ist sie/er desorientiert? Schlägt sie/er mit den Armen herum oder auf Sie ein? Bekommen Sie Tritte zu spüren? Werden Sie weggestoßen oder greift sie/er nach Ihnen und lächelt dabei?

---

[*] /7/8 > S132

Zu Pflegende heute…

Die/Der "illi curandum" ist nicht mehr zufrieden mit einem Bett in einem Zimmer und dass ab und zu jemand vorbei schaut, um nach dem Rechten zu sehen. Nein, die/der zu Pflegende will mehr!

Sie/Er möchte, dass Sie jederzeit für sie/ihn da sind. Egal um welche Uhrzeit! Und sie/er besteht auf eine vorzügliche Mahlzeit. Abgesehen vom Trinkangebot. Alle Getränke müssen verfügbar sein! Die/der heutige zu Pflegende will Wein/Bier trinken! Ist doch selbstverständlich! Solange es die Medikamente nicht beeinflusst, kann die/der zu Pflegende alles bekommen, was sie/er will, soweit Sie es mit dem Arzt abgeklärt haben und Sie ihren/seinen Segen dafür schriftlich bekommen haben, ist dem nichts entgegen zu setzen. Natürlich muss im ganzen Haus WLAN verfügbar sein! In jedem Zimmer muss ein Flachbildschirm integriert sein. Internet TV, versteht sich von selbst. Besuchszeiten? Gibt es für anspruchsvolle "illi curandum" schon lange nicht mehr. Angehörige/Freunde/Bekannte dürfen selbstverständlich jederzeit einmal vorbei schauen, um deren Liebste(n) Hallo zu sagen. Also, seien Sie nicht so kleinlich und verweigern Sie ja nicht, deren Wünsche! Sie müssen Ihnen alles bieten! Jeder Wunsch, muss erfüllt werden! Diskussionen > zwecklos! Alles was sich umsetzen lässt, wird/muss erfüllt werden!

Denn, sollten Sie auf deren Wünsche nicht eingehen, folgen Beschwerden. Bei Ihren Vorgesetzten oder der Leitung des Hauses, ist doch klar! Also Diskussionen über fordernde Wünsche sind zwecklos! Tun Sie es einfach!

Versuchen Sie diese Erwartungen umzusetzen! Jeglicher Widerstand bereitet Ihnen nur unnötiges Kopfzerbrechen. Sie werden es in der Praxis kennenlernen. Letztendlich wird die/der zu Pflegende gewinnen. Angehörige werden an Sie heran treten, um das Verweigern der Wünsche anzuzweifeln. Diese werden um einen Grund bitten, warum es nicht möglich ist, auf die Wünsche ihrer Leidenden einzugehen? Langwierige Erklärungen werden Sie plagen. Letztendlich wird die/der "illi curandum" gewinnen. Besser, Sie finden gleich eine Lösung, dann ersparen Sie sich das langwierige Hin und Her. Die/der heutige zu Pflegende ist fast genau so wie ein(e) Kundin(e) in der Hauskrankenpflege. Die/der Kundin(e) ist König(in). Vergessen sie das nicht! Grenzen setzen ist gut, jedoch werden Sie durch Erfahrung erkennen, dass der Widerstand, sinnlos ist! Es wird Ihren Arbeitsalltag wesentlich vereinfachen, wenn Sie die Wünsche der zu Pflegenden respektieren. Sie müssen ja nicht vor den zu Pflegenden am Boden herumkriechen und deren Füße küssen. Das verlangt ja keiner! Dienen müssen Sie auch nicht! Doch versetzen Sie sich in deren Lage. Sie…würden genau so handeln. Wenn die Wünsche nicht aus der Welt gegriffen sind, sich geplant umsetzen lassen, warum geben Sie dann nicht gleich einfach nach und erfüllen diese?

Die/der zu Pflegende will ihr/sein Leid durch ein bisschen Luxus mildern. Wenn ein TV Gerät oder ein Internet-Zugang gewünscht wird, erschwert dies das Erfüllen vielleicht ein wenig.

Jedoch ein Butterbrot um ein Uhr in der Früh zu zubereiten, dies zu verweigern, ist lächerlich! Habe ich bei Kolleginnen erlebt. Einfache Wünsche nur aus Autoritätsgründen abzuschlagen, halte ich für Gewalt in der Pflege.

Es kommt dann zu Aussagen wie: „ Wenn man den zu Pflegenden den kleinen Finger reicht, wollen sie die ganze Hand!" Sollten Wünsche aus irgendeinem Grund nicht zu erfüllen sein, muss man es einfach nur realistisch erklären. Dabei echt und ehrlich bleiben. Dann wird Sie jede(r) ernst nehmen.

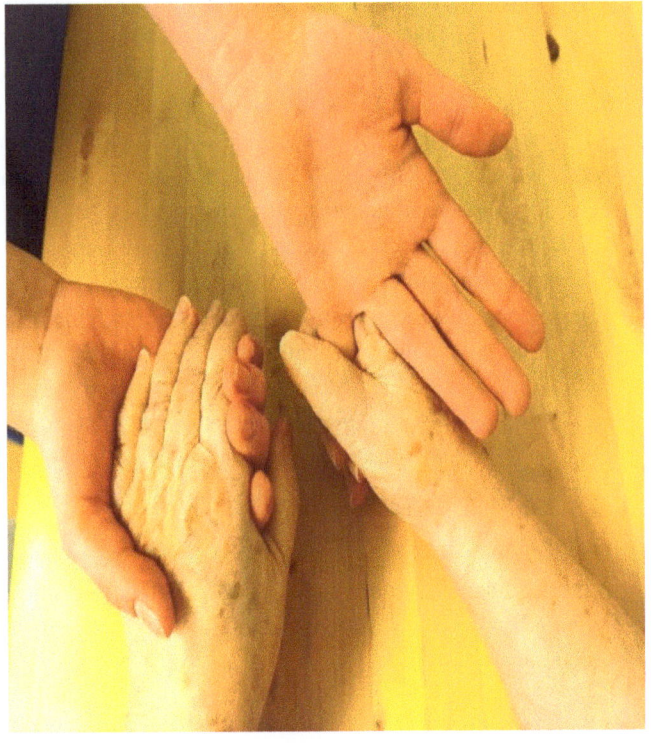

Die Pflegeorientierte Ve**schrenk**ungstheorie

Meines Erachtens gibt es **vier** Säulen um mit einer Person, gemeinsam an ein Ziel zu gelangen:

- Sympathie
- Motorik
- Compliance

Sie werden sich fragen; „Wo ist die vierte Säule?"
Über die vierte, die wichtigste Säule möchte ich Ihnen später berichten, nachdem ich näher auf die bereits erwähnten Werkzeuge eingegangen bin.
Das Wort, „Sympathie" gefällt mir überhaupt nicht! Denn wenn Sie in der Pflege an eine Person herantreten und sich darüber Gedanken machen, ob Ihnen ein(e) "illi curandum" sympathisch ist, haben Sie schon verloren. Sie müssen all ihr Wissen in diese zu pflegende Person einfließen lassen. Egal welches Krankheitsbild Ihnen entgegen tritt und welche Herkunft, Kultur, Hautfarbe diese Person vorweist.

Sie sollten völlig neutral, ohne Vorurteile arbeiten!

Mit der „Motorik" meine ich, das Tun. Welche Handlungen werden bei dieser Person unternommen? Wie interagiert die zu pflegende Person mit Ihnen? Ist es ein Zusammenarbeiten, oder richtet sich die Handlung nur von Ihnen ausgehend in eine Richtung, oder umgekehrt? Wenn Sie gut sind, spüren Sie, ob die Pflegehandlung harmonischer Natur ist oder nicht.

Denken Sie daran, es sollten beide einen Nutzen davon tragen! Ist dies der Fall, dann spricht man von „Compliance".

Doch bis die Compliance erst einmal zustande kommt, bedarf es der vierten Säule! Das „Vertrauen".

Wenn sich die/der zu Pflegende nicht in Ihre pflegenden Hände fallen lassen kann, wird die Compliance niemals zustande kommen. Erst wenn Sie das Vertrauen einer Person gewonnen haben, wird Sie Ihnen Ihr fachliches Wissen abkaufen. Sie will dann genau das tun, was Sie für richtig halten. Sie wird ihren Anweisungen folgen und mit Ihnen zusammen, die von Ihnen angeordneten Pflegehandlungen durchführen.

Vertrauen verbindet! Ist die/der zu Pflegende Ihnen gegenüber misstrauisch, weil Sie zu grob zupacken, zu laut sprechen, oder sogar schreien, dann resigniert die/der zu Pflegende und lässt die Pflegehandlung nicht zu. Folglich können Sie nicht mehr mit dieser Person weiter arbeiten, oder nur schwer. Die Kommunikation friert ein. Sie werden merken, dass die/der zu Pflegende sich von Ihnen abwendet, sich zurück zieht. Die Compliance wird nicht mehr funktionieren. Ein Geben und Nehmen steuert nicht mehr auf ein gemeinsames Ziel zu. Oft ist das der Fall bei Pflegepersonen, die zu lange in dem Job arbeiten. Sie werden berufsblind! Die/der "illi curandum" wird nicht mehr ernst genommen. Es zählt nur noch, dass der tägliche Pflegeplan durchgeführt wird. Und zwar die Pflegehandlung selbst, die durchgeführt werden muss, um jeden Preis! Egal, ob die zu pflegende Person will oder nicht! Um, das Vertrauen einer Person zu gewinnen, gehört natürlich die Sympathie, die von Ihnen ausgeht, dazu. Strahlen Sie diese einmal aus, werden Ihnen alle aus der Hand „fressen!"

Deswegen sollten Sie ein freundliches Lächeln ausstrahlen, sanfte Berührungen bei Ihrer Arbeit anwenden und Ihre Sprechweise immer berücksichtigen/anpassen.

Sie werden sehen, das „Feedback" wird enorm sein!

Erst diese Woche hatte ich diesbezüglich ein Erlebnis mit einer Bewohnerin, das mich selbst verblüffte.

Sie ist erst vor wenigen Tagen im Pflegeheim eingezogen. Man konnte ihr ansehen, dass sie sich sehr schwer tat, ihren letzten Lebensabschnitt hier zu verbringen. [*]Adipositas ist ihr Handikap und sie leidet an [1]Linksherzinsuffizienz. Ihre Unterschenkel bis zu den Zehenspitzen sind [2]ödematös. Schon nach leichter Anstrengung ist sie kurzatmig. Deshalb hat sie ein Sauerstoffgerät in ihrem Zimmer gleich hinter ihrem Bett platziert. Dass sie eigentlich immer nach der Abendpflege, beim zu Bett bringen, nicht missen möchte. Gestern sollte eine Kollegin die Abendpflege bei ihr übernehmen, da ich bei einem [3]Wachkoma-Bewohner mit der Pflege beschäftigt war. Plötzlich rannte eine Kollegin in das Zimmer des Wachkoma-Bewohners. Ich war fast fertig mit der Positionierung des Bewohners, als sie mich schmunzelnd darum bat, ich solle sofort, nachdem ich hier fertig bin, zu der neuen Bewohnerin kommen, da sie sich von niemandem anderen anfassen lässt, außer von mir.

In der Pflege versteht man solche Wünsche der zu Pflegenden, weil es legitim ist. Nach längerer Zeit der Pflege fühlen sich zu Pflegende bei gewissen Pflegepersonen wohl.

Bei manchen lassen sie die Pflege zu, bei manchen nicht. Diese Erfahrung kenne ich eigentlich nur beim Duschen.

---

[*]/1/2/3 > S132

Es gibt weibliche Patientinnen/Bewohnerinnen/Kundinnen, die das Duschen von Pflegern ablehnen. Ist auch okay!

Ein letzter Kontrollblick zu dem Wachkomma-Bewohner. Sein Oberkörper dreißig Grad hoch positioniert, der Wasserbeutel am Ständer läuft, und der Katheter-Schlauch ist frei von jeglichen Abknickungen. Bevor ich diesen „Check" nicht vollzogen habe, verlasse ich ein Bewohner Zimmer nicht! Ich, ließ die Tür einen Spalt offen und ging mit schnellen Schritten zu dieser Bewohnerin.

Sie saß im Rollstuhl beim Tisch in ihrem Zimmer. Schämte sich, weil sie auf die Pflege von anderen angewiesen war und meine Kolleginnen mich holen mussten. Ich tröstete sie und erklärte ihr, dass es keine Umstände gab. Weinerlich erklärte sie mir, warum sie mich holen ließ. Ich fühlte mich geschmeichelt, war jedoch sehr gespannt, warum gerade ich ihr bei der Abendpflege behilflich sein sollte. Mit seufzender Stimme fing sie an, es mir zu erklären.

„Wissen Sie, Sie sind der Einzige, der viel Kraft hat, und dadurch **vertraue** ich Ihnen. Ich habe so viel Angst zu stürzen, wegen meinen dicken Beinen, und nur Sie geben mir **Sicherheit!"**

Es war wie Balsam für mich! Denn ich liebe meine Arbeit sehr.

Ich versuche alles zu geben, wo andere Kolleginnen/Kollegen Grenzen setzten, wo es oft nicht notwendig ist.

Ich denke, dass dieses Denken der alten Schule angehört? Natürlich nicht in diesem Fall, aber Sie wissen, was ich meine.

Seien Sie offen für Neues, tun Sie einfach das, was die zu Pflegenden von Ihnen wollen(nicht verlangen!).

Verlangen wäre zu fordernd! Schließlich sind wir keine Dienerinnen/Diener!

Zurück zu der netten Dame. Sie war so froh, dass ich ihr beim Aufstehen aus dem Rollstuhl im Badezimmer half. Ich gab ihr genug Zeit, sich zur Toilette zu drehen und sich hin zu setzen.

Sie wiederholte es mehrmals, dass ich ihr Sicherheit gebe und sie sich auf mich verlassen kann. Ich spürte, wie wichtig es ihr war, das ICH ihr half. Mein Kollege war gestern bei ihr. Doch er war völlig überfordert! Ich habe ihm gesagt, dass die neue Bewohnerin, viel Zeit für ihre Beine beansprucht, die man ihr geben muss. Das dies der Schlüssel für die Compliance bei ihr sei. Er war neidisch... ☺

Das gilt auch, wenn Sie mit ihren Kolleginnen/Kollegen zusammen arbeiten.

Egal welchen Rang diese haben, egal wie autoritär sie sind, es wird Ihnen nichts anderes übrig bleiben, als den richtigen Schlüssel zu finden um Ihren beruflichen Alltag, so angenehm wie möglich zu gestalten. Schließlich arbeiten Sie alle zusammen! Und wieder muss ich das „Miteinander" hervorheben. Miteinander, nicht gegeneinander arbeiten! Geduldig sein. Der/dem genug Zeit geben. Nicht drängeln.

Es nützt niemandem etwas, wenn ständig gestritten wird, Zänkereien im Umlauf sind, und letztendlich, die "illi curandum" darunter leiden müssen, nur weil das Team nicht funktionieren will. Gelingt es Ihnen nicht, sich in das Pflegeteam zu integrieren, dann sollten Sie die Station, oder das Haus schleunigst wechseln!

Auf keinen Fall, Jahre vergeuden und so tun als wäre es normal, mit solchen unangenehmen Kolleginnen/Kollegen, die Ihnen Bauchweh bereiten, weiter zu arbeiten!

Geben Sie bei Ihrer Suche nicht auf, den richtigen Platz zu finden! Irgendwann erkennen Sie, dass Sie in ein Team passen, das Ihnen zusagt. Sie werden Spaß haben, Anerkennung erfahren und Ihren Weg gehen.

[Σ]Anerkennung, Vertrauen und Respekt eines jeden Einzelnen setzen richtungsweisende Maßstäbe für ein gemeinsames Fundament des Zusammenhalts, damit dieser Wirklichkeit werden kann.

Vergessen Sie bei der pflegeorientierten Ver**schrenk**ungstheorie die **Angehörigen** nicht!

Werden diese nicht in die ganzheitliche Pflege miteinbezogen, erkennen Sie schnell, dass die Compliance nicht einwandfrei funktionieren wird. Schließen Sie oder die Heimleitung die/den Angehörigen von der Pflege aus, fehlt ein Glied in der Ganzheitlichen Pflege.

Damit meine ich, dass die Angehörigen eine wesentliche Rolle für die „illi curandum" spielen. Wie der Bezug zu den Pflegenden mit den Angehörigen ist, werden Sie selbst erkennen. Ich habe aus meiner persönlichen Erfahrung erkannt, wie wichtig Bezugspersonen sind. Sie sind der Rückzugsort, an dem sich die "illi curandum" beraten, aber auch ihr Herz ausschütten können.

Jeder braucht jemanden, um seine persönlichen Gedanken auszutauschen. Jemanden, mit dem man reden kann! Sich einen Rat holt, einfach nur das Erlebte mit jemanden teilen.

[Σ] > S133

Sich als zu Pflegende(r) damit selbst auseinander zu setzen, wie Pflege an einem durchgeführt wird, oder selbst Entscheidungen zu treffen, ist eine große Hürde. Denken Sie daran, dass das „Vor Einem" meistens keine Ahnung von Pflege hat. Gönnen Sie ihr/ihm eine Person, an der sich die/der zu Pflegende festhalten kann. Wenn es um Entscheidungen geht, schenken Sie ihr/ihm Zeit, um darüber nachzudenken. Lassen Sie zu, dass die/der Angehörige Teil der Pflege ist! Grenzen Sie diese Anlaufstelle nicht aus! Seien Sie ein Bindeglied zwischen der/dem zu Pflegenden und dem Angehörigen! Eine Person, die der/dem zu Pflegenden sehr wichtig ist! Wird die/der Angehörige ausgeschlossen, ausgegrenzt, hat dies massive Auswirkungen auf die Pflege. Stellen Sie sich vor, man ließe Ihre Mutter nicht zu Ihnen ans Krankenbett, aus welchem Grund auch immer? Wie würden Sie reagieren?

[⊗]*Den Kontakt zu einer Bezugsperson verweigern ist gleich gestellt mit „Freiheitsbeschränkung!"*

[⊗] > S133

Zwei Schwestern…

Ich hätte es nie für möglich gehalten, wie sich Angehörige so nahe stehen können, wie bei diesen Geschwistern. Sie im Pflegeheim, vierundachtzig Jahre alt, ihre Schwester dreiundsiebzig. Die Dreiundsiebzigjährige kümmert sich fast jeden Nachmittag um sie. Das Pflegepersonal meint, dass sie ständig von ihr kontrolliert werden, wenn sie die tägliche Pflege durchführen. Doch die Realität sieht anders aus! Sie müssten nur genauer hin sehen. Stellen Sie sich vor, Ihre Mutter läge im Heim. Wenn Sie Ihre Mutter lieben, dann würden Sie jede Minute daran denken, ob die Pflege, die notwendig ist, korrekt durchgeführt wird, oder nicht? Jeder weiß, dass Pflegepersonal - Mangel in ganz Europa herrscht.

Wurde die Abendpflege durchgeführt? Liegt sie in ihrem Bettchen? Hat sie die nötige Abendpflege erhalten, die sie vom Arzt verschrieben bekam? Wurde liebevoll mit ihr umgegangen?

All diese Fragen gehen einem durch den Kopf, wenn ein(e) Angehöriger(e) im Krankenhaus oder in einem Pflegeheim untergebracht ist.

Bei diesen Geschwistern ist folgende Situation. Die Jüngere ist so gut wie jeden Nachmittag bei ihrer Schwester. Fragt zuerst beim Pflegepersonal nach, wie der Zustand ist. Ob sie sich ihrer Schwester nähern darf oder nicht. Sie bietet Hilfe/Unterstützung an. Mittags Essen eingeben, oder sonst einer pflegerischen Tätigkeit nachgehen. Erst dann betritt sie das Zimmer ihrer Schwester.

Sie verbringt den ganzen Nachmittag bis spät in die Nacht mit ihr, ohne den Dienst des Pflegepersonals zu stören.

Sie will halt die bestmögliche Pflege für ihre geliebte Schwester! Nicht alle vom Pflegepersonal verstehen diese Fürsorge. Besonders die Pflegedienstleitung verdrängt diesen Gedanken!

Sie verdrängt ihn nicht nur, sie geht ihr förmlich aus dem Weg. Aus Angst, Fragen beantworten zu müssen! Fragen, die für uns Pflegepersonal selbstverständlich sind, aber für einen Laien nicht! Deshalb steht es ihr zu, sich an qualifiziertes Pflegepersonal zu wenden und Fragen zu stellen. Sie mischt sich keineswegs in die Pflege ein, sie möchte nur, dass ihre Schwester das bekommt, was sie vierundachtzig Jahre lang lebte. Wer will das nicht? Warum sollte sie nicht das bekommen, was sie als angenehm empfindet? Die fürsorgliche Schwester, weiß genau, welche Gesichtscreme, welche Augentropfen, welche Decke et cetera, et cetera, sie braucht. Anstatt dankbar dafür zu sein, dass die Schwester uns Pflegepersonal viel Arbeit abnimmt, stößt sie ständig auf Widerstand seitens der Pflegedirektorin! Bei anderen Angehörigen ist das nicht der Fall denn, die sind ja oft nur stundenweise auf Besuch, bei ihrer(m) Liebsten. Das wird akzeptiert! Die können fragen, so oft sie wollen, nur bei der Schwester ist das etwas anderes! **Klarer Fall von nicht Akzeptanz einer Angehörigen!** Schlimm, gerade die Angehörigen sind Teil des Gesamten.

Man sagt dazu > **Ganzheitliche Pflege!**

Gerade die Angehörigen sollte man in die Pflege mit einbeziehen. Sie mitarbeiten lassen. Ihnen zeigen, wie gepflegt wird. Ihnen Einblicke gewähren, wie professionelle Pflege, durchgeführt wird.

Damit wird gezeigt, dass das Pflegepersonal nicht einfach nur Pflege ausübt, sondern dass es professionell arbeitet. Jeder Handgriff sitzt, jede Pflegehandlung hat Hand und Fuß.

Gutes Pflegepersonal erklärt, welche Pflegehandlungen sinnvoll sind und welche überflüssig. Besonders bei gebrechlichen, älteren Menschen ist es wichtig, für Tätigkeiten, die für die Pflege notwendig sind, nicht zu lange Zeit in Anspruch zu nehmen. Doch haben diese ein Handicap, bedarf es eines größeren Zeitaufwandes.

Da heißt es Zeit lassen! Nicht hektisch arbeiten! Anfassen, als wäre die/der Betroffene aus Glas! So lautet meine Devise.

Aber zurück zu der Pflegedirektorin. Offensichtlich hat sie ein Problem mit den vielen Fragen. Fragen, die gerechtfertigt sind. Schließlich, will man nichts falsch machen! Und, wie schon erwähnt, hat jeder das Recht, auf Information! Jede(r) Patient(in)/Bewohner(in)/Kunde(in) hat das Recht, über die pflegerischen Maßnahmen oder über die verabreichten Medikamente informiert zu werden. Auch die Einsicht in die persönlichen Unterlagen der zu pflegenden Person sollte selbstverständlich sein. Und für die/den nächst stehende(n) Angehörige(n) genauso. Diese rechtlich geregelte Richtlinie ist im www.usp.gv.at genau beschrieben. Wird jedoch oft aufgrund von Befürchtungen, dass Angehörige zu viele Fragen stellen, verweigert/verdrängt/verschwiegen. Umgekehrt können Fragen des Personals von großem Nutzen sein. Erfährt man die Geschichte dieser Schwestern, versteht man viele Zusammenhänge, warum sie so um ihre Schwester bemüht ist.

Beim genaueren Hinsehen, also wenn man Gespräche mit der fürsorglichen Schwester führt, erfährt man, dass die Bewohnerin, also ihre Schwester, sie vor Jahren großgezogen hat, nachdem deren Mutter verstorben war. Und nun ihre Schwester ihre Schuld begleichen will, indem sie für sie da ist. Im Grunde genommen ist sie nicht ihre Schwester, sondern ihre Mutter!

Das, weiß aber niemand im Heim! Niemand! Oder, es will niemand wahrhaben. Die, die es wissen, ignorieren es einfach! So habe ich es auf jeden Fall fest gestellt. Erkennt man diese Hintergründe erstmals, pflegt man anders! Erst dann, wird man sich des Grundes der täglichen Zuneigung bewusst. Nörgelt nicht mit den Kolleginnen/Kollegen mit. Sich anzuschließen ist leichter, als sich selbst ein Urteil über einen Menschen, in diesem Fall, über eine zwischenmenschliche Beziehung zu fällen, als sich selbst ein Bild von Menschen zu machen. Aber es kommt noch schlimmer!

Die Pflegedienstleitung kann die ständigen Fragen der Schwester nicht mehr hören! Warum werden dies und jenes nicht durchgeführt? Warum werden die Augen nach dem genauen Plan, den ich im Zimmer meiner Schwester aufgelegt habe, nicht ein getropft? Warum bekommt meine Schwester keine Wechseldruckmatratze, die vom letzten Krankenhausaufenthalt verordnet wurde? Was ist daran so schwer, diese Bitten umzusetzen? Seien Sie mir nicht böse, aber ich verstehe die Schwester! Wäre meine Mutter in einem Heim, dann würde ich genau so handeln! Ich verstehe, die Aufregung nicht! Die Pflegedienstleitung sträubt sich maßlos gegen die fürsorgliche Schwester. Für sie ist sie einfach nur eine Angehörige, die tausend Fragen stellt und alles wissen will.

Seien wir uns ehrlich, würden Sie nicht genau so handeln? Zudem kommt noch, dass ihr angetragen wurde, nur noch drei Tage in der Woche bei ihrer Schwester zu sein, da das Pflegepersonal zu wenig Einsicht auf das Verhalten, auf die Genesung ihrer Schwester hätte. Angehörige von anderen Bewohnerinnen/Bewohnern dürfen solange bleiben, wie sie wollen! Wie schon erwähnt, eine persönliche Abneigung von der Pflegedienstleitung!

Die Schwester ist kachektisch, hat vielleicht nur noch Monate zu leben. Also, was soll das Ganze? Geliebte Bezugspersonen fern zu halten, verzögert die Genesung der Betroffenen enorm!

Während der Coronaepidemie war dies der Fall. In der Terminalphase wurden alle Angehörigen ausgegrenzt. Niemand durfte zu deren Liebsten! Die Gefahr einer Ansteckung wäre zu groß gewesen. Leute mussten alleine sterben! Furchtbar für die Betroffenen! Doch man war wehrlos! Man musste sich den Gesetzen in diesem Ausnahmezustand fügen. Hier spürte das Volk, wie wichtig der Zusammenhalt von Familien, ist. Angehörige in schwierigen Situationen nicht zu sehen, bedeutet für die Betroffenen enormen Schmerz. Eine Verweigerung von Außenstehenden ist unbegreiflich.

Dies akzeptieren zu müssen, kann wie eine Bremse auf die Genesung der/die zu Pflegenden wirken. Also, sollten Sie jemals in die Situation kommen, dass ein(e)zu Pflegende(r) die Nähe einer(s) Angehörigen sucht, verweigern Sie dies niemals!

Die Nähe einer Bezugsperson kann für Betroffene Heilung bedeuten. Und, wenn es nur ein Telefonat mit einer(m) Angehörigen ist, lassen Sie es zu!

Der Aufwand ist nicht groß, doch habe ich es oft erlebt, dass kleine Wünsche ständig verweigert werden. Machtkämpfe von Autoritätspersonen standen in Krankenhäusern und Pflegeheimen oft im Vordergrund.

Es wäre nicht viel dabei gewesen, einfache Wünsche zu erfüllen, doch es sind Pflegekräfte der Alten Schule, die ihren Horizont nicht erweitern wollen. Was schon immer so gemacht wurde, wird weiterhin so durchgeführt. Ja nicht über den Schatten springen und die Pflege für Neues öffnen!

„Der Schlüssel für eine moderne Mitarbeiterführung ist Motivation, nicht Autorität."

Es ist doch nichts dabei, kleine Wünsche zu erfüllen. Versetzen Sie sich in die Lage der Betroffenen! Fühlen Sie deren Hilflosigkeit, wenn sich diese, in einer kognitiven Notlage befinden, und sie jemanden brauchen, um sich von einem engen Angehörigen Hilfe zu holen. Helfen Sie Ihnen! Klären Sie die Familie über den Zustand der zu betreuenden Person auf. Informieren Sie die/den nächststehenden Angehörigen über den Status in der sich Ihr „illi curandum" befindet, nachdem Sie die Weitergabe von vertraulichen Informationen mit der Stationsleitung/Heimleitung abgesprochen haben. Führen Sie Angehörige mit der zu betreuenden Person zusammen. Damit meine ich nicht nur das zusammen Treffen in Räumlichkeiten. Nein, hören Sie gut zu!

Jede Information die Sie aus Gesprächen heraus hören hilft Ihnen, Menschen zusammen zu führen. Auch wenn sich diese in einer familiären Schtreitsituation befinden.

Lassen Sie es zu, dass diesen Menschen ihre Selbstbestimmtheit gewährt wird!

∞ > S133

Selbstbestimmtheit

Wenn wir den letzten Willen eines Menschen betrachten, so schenken wir diesem vollen Respekt. Wird er bei einem Notar oder Richter in Anwesenheit der Erbberechtigten ausgesprochen, so gilt der letzte Wille als rechtskräftig. Das heißt, all die Wünsche, die der Verstorbene hinterlässt, müssen beachtet werden.

Warum ist es dann in der Pflege so schwierig, die Wünsche und Bedürfnisse der "illi curandum" und insbesondere, der Klientinnen/Klienten in der Hauskrankenpflege nicht zu respektieren?

Oft wird der Wille dieser ignoriert, weil die Pflege, die durchzuführen ist, im Vordergrund steht. Mit lauter Stimme werden in Pflegeheimen die zu Pflegenden morgens aus deren Betten katapultiert, nur um die Körperpflege so rasch als möglich durchzuführen, und um sie anschließend in den Speisesaal zu befördern. Da sitzen sie nun! Warten, bis die morgendlichen Medikamente ausgeteilt werden und das Frühstück serviert wird.

Warum können sie nicht länger in ihren Betten verweilen? Ja, einige dürfen das, keine Frage! Doch der Großteil ist an den Tagesplan der Pflege gefesselt und muss den Anweisungen des Pflegepersonals folgen. Von der Stationsleitung heißt es oft, dann schlafen die Bewohnerinnen/Bewohner in der Nacht nicht, wenn sie länger liegen bleiben dürfen. Und? Wäre das ein Problem? Also wenn ich achtzig Jahre alt bin, und mir schreibt jemand vor, wann und wie lange ich schlafen darf, dann würde ich absolut jegliche Anweisung des Pflegepersonals verweigern. Was auch teilweise tatsächlich geschieht.

Jeder Mensch hat das Recht Therapien abzulehnen! Auch, wenn diese Verweigerung lebensbedrohlich ist.

Deshalb muss zum Beispiel vor jeder Operation ein Revers, von der/dem Patientin/Patienten unterschrieben werden. Eine Einwilligung über die durchzuführende Operation, und dass die Patientin/der Patient ausreichend über den Eingriff und die möglichen Komplikationen, die auftreten können, vom Arzt informiert wurde.

Eine Absicherung für den Arzt, der die Operation durchführt. Der Anästhesist tut dasselbe.

Ablehnung gilt auch beim Abtransport mit der Rettung. Willigt die Patientin/der Patient nicht ein, ins Krankenhaus oder sonst wo hin gebracht zu werden, darf dieser Transport nicht durchgeführt werden. Auch, wenn das Leben der betroffenen Person am seidenen Faden hängt!

Respektieren Sie den Willen der zu pflegenden Person, außer es ist Gefahr in Verzug! Notversorgung muss immer stattfinden!

Das heißt, Sie als Pflegefachkraft müssen abschätzen können, ob die Pflegehandlung notwendig ist, um für das Wohlergehen der/des "illi curandum" zu sorgen.

Kommt es zur Ablehnung seitens der zu pflegenden Person, können Sie den Willen ignorieren und mit der Pflege fortfahren. Oft, geschieht dies jedoch auch, wenn die Pflegehandlung nicht unbedingt sofort stattfinden muss! Zum Beispiel, wenn Duschen an der Tagesordnung steht.

Ich habe persönlich miterlebt, wie Bewohnerinnen/Bewohner um drei Uhr morgens in die Dusche gezerrt wurden, um den Tagdienst zu entlasten. Aus Mangel von Personal. Egal ob sie wach waren oder schliefen, es musste durchgeführt werden!

Jede Nacht zehn hilflose Menschen, deren Willen einfach gebrochen wurde. Doch diese Vorgangsweise dauerte nicht lange an! Eine neue Pflegedienstleitung beendete, Gott sei Dank, die Tortur. Es war schrecklich. Alles nur, weil zu wenig Pflegepersonal vorhanden war.

Es liegt nicht nur an der Politik, bessere Konditionen in der Pflege zu schaffen. Nein, wir die in der Pflege arbeiten, sollten den Beruf der Gesellschaft schmackhafter machen und nicht nur das Negative ans Tageslicht bringen!

Freier Wille, sich für diesen Beruf zu entscheiden!

Trotzdem gibt es immer wieder Mitarbeiter der alten Schule, die jeden einzelnen Tag nur schlechtes von sich geben, „raunzen" (jammern), wie schwer es ihnen fällt, dies und jenes durchzuführen. Militärische Kommandos von sich geben, durch die Gänge laufen und alles beanstanden, was sich ihnen in den Weg stellt. Die meisten dieser Gruppe haben nur noch ein paar Jahre bis zur Pension. Sie wollen oder können nach all den Jahren nicht mehr das leisten, was sie sollten. Schlimm nicht nur für die Mitarbeiter, die mit ihnen zusammen arbeiten müssen, es gibt auch Pflegekräfte die solche Methoden sogar annehmen und an Auszubildende weiter geben. Noch schlimmer ist es für die zu Pflegenden Personen, die den Missmut über sich ergehen lassen müssen.

Es gibt natürlich Mitarbeiter der alten Schule, die bis zur Erschöpfung alles geben, Ausgezeichnetes leisten. Die mit Leib und Seele für die zu Pflegenden rund um die Uhr da sind. Mit ihnen aus ihren Erfahrungen heraus professionell zusammen arbeiten. Ihre Hand halten und ihnen Kraft geben, wenn diese sie brauchen. Ihnen Ratschläge geben, um Krisen zu bewältigen.

Ihnen alte Hausmittel zuflüstern, wenn die verordneten Arzneien keine Wirkung zeigen.

Denken Sie daran, Selbstbestimmtheit ist, den Willen der zu pflegenden Person zu respektieren und danach professionell zu handeln!

Selbstbestimmtheit heißt, das zulassen, was die/der "illi curandum" will. Oft habe ich erlebt, dass einfach, nur um Macht auszuüben, der Wille der(s) zu Pflegenden nicht berücksichtigt wurde. Einfache Wünsche wurden ignoriert, obwohl diese einfach zu erfüllen gewesen wären. In Tränen wurden manche zurück gelassen. Argumente meiner Vorgesetzten, warum sie so handelten, waren banal. Sie wollten einfach nicht! Es kam auch vor, dass Betroffene den ganzen Tag um die Erfüllung ihrer Wünsche bettelten und nicht aufhörten, bis diese erfüllt wurden - oder auch nicht.

Also, warum diese nicht gleich erfüllen, dann ist Schluss mit der „Raunzerei" und die zu Pflegenden sind glücklich. Selbstbestimmtheit beinhaltet auch, die Dinge so zu belassen, wie die/der zu Pflegende diese in der jeweiligen persönlichen Umgebung gerne haben möchte.

Verändern Sie diese nicht!

Erkundigen Sie sich bei ihren Kolleginnen/Kollegen wie/wo/was die/der zu Pflegende haben möchte!

Platzieren Sie Dinge genau so, wie es die Person wünscht, und nicht anders! Denn Sie selbst wollen es ja auch nicht anders ausgeführt haben!

⊗Solange keine Gefahr in Verzug herrscht, wo sie Dinge der „illi curandum" platzieren, können Sie die Anliegen einfach durchführen.

Teppiche oder Kabel am Boden stellen eine Stolper Gefahr dar. Hier müssen Sie eingreifen und die Person darauf aufmerksam machen, welche Gefahr dadurch auftreten könnte, wenn Sie diese so belassen oder nicht bei Seite schaffen.

Recht auf Selbstbestimmtheit zulassen, nicht verweigern!

Wenn Ihre Kolleginnen/Kollegen auf eine richtungsweisende Durchführung von Pflegehandlungen beharren, dann sträuben Sie sich nicht dagegen. Führen Sie die Tätigkeiten gewissenhaft durch.

Dokumentieren Sie alles sorgfältig. Somit kann Ihnen später niemand etwas vorwerfen. Wichtig dabei ist, dass Sie immer den Hinweis dazu schreiben wer Ihnen die Anweisung dafür erteilt hat. Sollten Sie bedenken haben, klären Sie die durch zu führende Pflegehandlung vor der Durchführung ab. Einfach blind los zu legen, wäre nicht professionell.

Jeder hat das Recht nach zu fragen. Jeder!

⊗ > S133

Dies gilt natürlich nicht nur für einzelne Personen mit denen Sie zusammen arbeiten. Blicken Sie stets um sich und vernachlässigen Sie Ihr Umfeld nicht. Was ich damit meine, werden Sie im nächsten Kapitel erkennen.

[⊗]*Die Anordnung von Vorgesetzten ist immer Vorrangig, jedoch überdenken sie immer selbst, was Sie da eigentlich durchführen sollen! Ist es rechtlich abgedeckt? Ist die Anordnung sinnvoll, denn schließlich ist die Person Hauptverantwortlich, die diese Tätigkeit letztendlich durchführt.*

Jeder hat das Recht, dass die Selbstbestimmtheit eines Menschen berücksichtigt, respektiert wird. Vergessen Sie das nie! Das gilt für alle Menschen, auch für Ihre Kolleginnen/Kollegen.

[⊗] > S133

Kolleginnen und Kollegen

All das Beschriebene sollten Sie sich zu Herzen nehmen. Immer, wenn Sie sich in der Nähe einer betroffenen Person befinden. Auch wenn diese Menschen nicht zu ihrer Gruppe gehören, die Ihnen für den heutigen Tag zugeordnet ist, sollten Sie Ihre Sinne einsetzen und diese wahrnehmen.

Ich wurde oft getadelt, weil ich mich um Patientinnen/Patienten oder Bewohnerinnen/Bewohner gekümmert habe, die nicht zu meiner Gruppe gehörten, wo Gefahr in Verzug ersichtlich war. Hinzu kommt, dass keiner meiner Kolleginnen/Kollegen zu diesem Zeitpunkt anwesend war.

„Unterlass das, das geht Dich nichts an! Kümmere Dich, um deine eigene Gruppe!", bekam ich zu hören.

Schon mal etwas von „Selbstcourage" gehört?

Sicher steht die eigene Arbeit im Vordergrund! Doch sollten Sie ihre Sinnesorgane stets offen halten und nicht mit einem Tunnelblick unterwegs sein. Wie ich schon erwähnte, nehmen Sie ihre Umgebung wahr! Gehen Sie Ihren Kolleginnen/Kollegen zur Hand, wenn diese Ihre Hilfe benötigen. Warten Sie nicht, bis sie zur Assistenz gerufen werden. Helfen Sie, bevor Hilfe am/an der Mann/Frau notwendig ist. In allen Belangen! Auch bei den Mitarbeiterinnen/Mitarbeitern von der Küchennische auf den Stationen oder der Reinigung. Hören Sie Angehörigen aufmerksam zu! Stehen Sie diesen bei! Ein Miteinander wird in jedem Haus groß geschrieben.

Doch erlebt habe ich es nicht oft. Am Beginn einer Arbeitsstelle könnte es angesprochen werden…nicht überall!

Achten Sie darauf, dass Sie diese Eigenschaft verinnerlichen, dann werden Sie Erfolg ernten. Nicht nur bei ihren Kolleginnen/Kollegen. Es wird sich im ganzen Haus herum sprechen, wie Sie arbeiten. Nach einigen Wochen werden Sie es lobend auch von zu Pflegenden Personen hören. Ein Feedback, das der Seele gut tut.

Ebenso, lassen Sie sich helfen!

Kommt bei Ihren Kolleginnen/Kollegen sehr gut an! Damit vermitteln Sie, dass Sie Ihre Grenzen wahrnehmen können und Ihre Mitarbeiter nicht ausschließen.

Selbstständiges Arbeiten ist gut, doch vermeiden Sie, Hilfe bei der Arbeit von Kolleginnen/Kollegen abzulehnen. Tun Sie das mehrmals, könnte es zu Vorurteilen Ihnen gegenüber kommen. Ein Zusammenarbeiten festigt das Arbeitsklima und Sie werden gut in das Team integriert. Außerdem können sich die Mitarbeiterinnen/Mitarbeiter ein Bild von ihrer Arbeitsweise machen.

Bitten Sie darum, wenn es darum geht, nicht nur sich selbst zu entlasten! Die angenommene Hilfe kann natürlich auch stressentlastender für die/den zu Pflegenden sein. Speziell bei Betroffenen, die man alleine nur schwer mobilisieren kann. Gerade bei diesen ist eine schonende, ruhige, langsame Pflege entspannend und vor allem stressfrei. Maximal zwei Pflegekräfte sollten hierbei anwesend sein.

Erst gestern musste ich miterleben, wie meine Kollegin, sie ist eine ausgezeichnete Krankenschwester, am Ende der Pflege dem Bewohner aus Zuneigung mehrmals heftig auf die Schulter klopfte. Dabei lachte sie laut und nur sie dürfe das bei ihm so machen, denn sie wäre ja meistens bei ihm zur Pflege eingeteilt. Sie betonte, dass er sich nun wohl fühle. Denkt sie...?

Hierbei handelte es sich um einen Apalliker, Wachkomapatienten. Als Liebkosung war das gedacht. Ich empfand diese Geste mehr als unangebracht!

Denn, sind wir uns ehrlich! Ob diese Gruppe von Pflegebedürftigen solche Handgreiflichkeiten als angenehm empfinden, ist äußerst fragwürdig? Diese Menschen können sich eigentlich nur mit ihren Augen mitteilen. Einmal zwinkern bedeutet „Ja", zweimal zwinkern heißt „Nein". Ansonsten können sich diese Menschen meist nicht bewegen bzw. mitteilen.

Sind drei oder sogar vier Pflegekräfte im Zimmer anwesend, bedeutet das noch mehr Stress für die Patientinnen/Patienten oder Bewohnerinnen/Bewohner. Kommt dann noch die Leitung des Hauses hinzu, bedeutet das zusätzlichen Stress! Nicht nur für die zu pflegende Person, sondern mehr noch für das Pflegepersonal. Es kann zu unnötigen Diskussionen kommen. Verbaler Lärm summiert den Stress, den keiner braucht. Für die zu Pflegenden das Tüpfelchen auf dem I. Stellen Sie sich das bildlich einmal vor! Ich gehe vom Extremfall aus. Vier Pflegepersonen plus zwei von der Hausleitung in einem Zimmer der/des Pflegebedürftigen. Diese sind in der Regel nicht größer als ca. zwanzig Quadratmeter. Ich spreche hier nur vom Wohnzimmer.

Es wird gearbeitet, Personen bewegen sich. Nicht viel Platz bei so einem Andrang von Menschen, die Möbel mit einberechnet.

Die zu pflegende Person fühlt sich in ihrem persönlichen Rückzugsort eingeengt. Was natürlich verständlich ist. **Versetzen Sie sich immer in deren Lage!** Wie würden Sie sich fühlen? Hinzu kommt noch, dass sich diese Person nichts zu sagen traut! Es könnte sich ja negativ auf die Pflege auswirken. Die/Der denkt so - aus meiner Erfahrung. Oft sind es ältere Menschen. Nur keinen Ärger anfangen! Sie wollen Großteils ihre Ruhe haben.

Ganz schlimm ist es, wenn sich Betroffene während der Pflege Pflegepersonen anvertrauen und solche Probleme einem ins Ohr flüstern. Dasselbe gilt für die Zimmerglocke!

Wird von manchen im Zimmer, aus Furcht vor gewissen Pflegepersonen, nicht betätigt. Weil sie wissen, dass die Mitarbeiterinnen/Mitarbeiter ohnehin viel zu tun haben. Die Leitung des Hauses sollte klare Verhältnisse schaffen um die "illi curandum" zu schonen, das Pflegepersonal inbegriffen. Die Leitung ist für harmonisches Arbeiten im ganzen Haus verantwortlich. Doch, werden gute Arbeitskräfte ständig getadelt, unterdrückt. Besonders die, die ohnehin ihren Job machen. Die selten im Krankenstand sind, die alles erledigen, was ihnen aufgetragen wird. Die bei der Diensteinteilung flexibel sind. Ich verstehe es nicht, dass gerade die am meisten darunter leiden müssen nur, weil die Leitung des Hauses den Stress von oben nicht verarbeiten kann. Ich habe es nicht nur in der Ausbildung erlebt, dass Personen, die faul sind, die auf ihren Dienststellen nicht anwesend waren, den meisten Erfolg ernteten.

Mitarbeiterinnen/Mitarbeiter, die fleißig sind, nicht im geringsten auffallen, Überstunden leisten, die nie Nein sagen, wenn sie darum gebeten werden, einzuspringen, falls jemand krank ist, hören dafür selten ein Lob.

Warum werden in Österreich oft genau diese Ausnahmebediensteten von der Pflegedienstleitung bzw. der Leitung des Hauses herab gewürdigt? Deshalb ist es wichtig, dass eine gute Zusammenarbeit im Allgemeinen statt findet. Jede Person in einem Betrieb kann, soll ihre Meinung äußern können! Auch dagegen sprechen, wenn jemanden etwas nicht passt! Kommunikation ist der Schlüssel für einen reibungslosen Ablauf im ganzen Haus. Jede Firma, jeder Betrieb, egal welcher Art, ist dankbar für Ratschläge. Sie müssen nur, den richtigen Moment dafür finden, um diesen an den Tag zu bringen. Oft geschieht das nur flüchtig und geht vielleicht unter.

Ein nochmaliges darauf aufmerksames Machen kann unter anderem bei gewissen Kolleginnen/Kollegen als lästig empfunden werden. Es wäre deshalb sinnvoll, ein solches Anliegen bei Dienstübergaben vorzutragen. Bei Sitzungen, wo alle vom Haus unter sich sind. Da hier auch Interdisziplinäre Gruppen anwesend sein können. Erfüllen Sie alle Arbeiten die Ihnen aufgetragen werden, mit Sorgfalt! Hinterfragen Sie diese, wenn Ihrerseits Unklarheiten bestehen, doch fangen Sie keine heftigen Diskussionen darüber an!

Jedes Haus hat seine eigene Arbeitsweise. Jede Pflegeperson, die einige Jahre in der Pflege vorzuweisen hat, wird Ihnen Pflegehandlungen unterschiedlich erklären.

„Jeder weiß es besser!"
Lassen Sie sich alles genau erklären und machen Sie es genau so, wie es Ihnen gesagt/gezeigt wird. In diesem Haus wird so gearbeitet, und im nächsten Haus ist es wieder anders.
Das mag bei manchen Dingen verrückt erscheinen, aber genau so ist es!

Sagen Sie nie, in dem oder in dem Haus wurde es so gemacht! Das führt nur zu unnötigen Diskrepanzen! Ersparen Sie sich solche. Und merken Sie sich eines!

Jedes Haus denkt, es arbeitet am besten!

Sie werden es verstehen, wenn Sie in anderen Häusern/Stationen arbeiten. Dann werden Sie an mich denken, und froh sein, dass Sie dadurch Erfahrung sammeln. Denn wer viel sieht, weiß viel!

Dadurch wachsen Sie und werden immer besser!

Zögern Sie nicht, haben Sie keine Furcht Arbeitsstellen zu wechseln!
Natürlich muss sich das mit Ihren privaten Lebensverhältnissen vereinbaren lassen. Doch wagen Sie diese Schritte und Sie werden um Erfahrungen reicher. Nicht nur das Umfeld wird Ihnen helfen sich weiter zu entwickeln. Es sind natürlich in erster Linie die Kolleginnen/Kollegen, die Sie an Informationen/Pflegehandlungen, bereichern. Neue Kolleginnen/Kollegen zeigen Ihnen, wie diese Pflege erlernt haben und praktizieren.

Auch diese Menschen haben Erfahrung gesammelt!

Es wird nicht bei jedem etwas dabei sein, das Sie mitnehmen können. Ist es nur eine Sache, die Sie für gut empfinden, haben Sie schon gewonnen! Interessant wird es, wenn Sie sich in eine absolut neue Umgebung begeben. Denn die **Mentalität einer neuen Region** wird Sie mit neuen, fachlichen Einflüssen nur so überraschen!

Diese Erfahrung habe ich in Salzburg und in Vorarlberg gemacht.

Da ich bei einer Pflegeagentur angestellt bin und diese mich in ganz Österreich vermittelt, erlebe ich, dass Pflege auch anders durchgeführt werden kann.

Welch eine positive Überraschung!

Ich hätte dies vorher nicht für möglich gehalten. Das Miteinander erfolgte dort völlig anders als in den übrigen Bundesländern. Wenn nur eine Kollegin/Kollege dabei war, die/der aus dem Osten Österreichs stammte, wusste ich, dass diese/dieser die Harmonie des zusammen Arbeitens negativ beeinflussen würde. So war es auch!

Entweder man fügt sich in das bestehende Team ein und nimmt dessen Arbeitsweise zur Kenntnis oder man wird zum Märtyrer/Dickkopf, was gar nicht gut ankommt! Folglich wird das Dienstverhältnis nicht lange bestehen bleiben. Sehen Sie es als Herausforderung, neue Arbeitsweisen kennen zu lernen. Erst, wenn Sie später irgendwann wieder in ihre alte Umgebung zurück kehren, werden Sie den Unterschied des Miteinanders erkennen.

Sie werden Vergleiche anstellen. Abwägen, was war gut, was war nicht für Sie geeignet? Haben Sie von den Mitarbeiterinnen/Mitarbeitern profitiert?

Sehen Sie in Ihren Kolleginnen/Kollegen eine(n) Lehrerin/Lehrer.

Nette Kolleginnen/Kollegen

Die/Der eine ist Ihnen gegenüber hilfsbereit. Hilft Ihnen bei Fragen oder geht Ihnen ohne, dass Sie danach fragen, zur Hand. Die/Der andere unterstützt sie genauso, hat aber Hintergedanken! Will einen Nutzen daraus gewinnen! Vielleicht ist es Neid, wie Sie arbeiten. Zu Beginn des Zusammenarbeitens erkennt man das wahre Ich, der/des Kollegin(en) nicht sofort. Die/der eine geht bei Missverständnissen direkt auf Sie zu, um die Sache aus der Welt zu schaffen. Die andere Sorte von Kolleginnen/Kollegen, „zerreißt" sich das „Maul" hinter Ihrem Rücken. Kommt mit Ihren Handlungen/Meinungen nicht klar. Will sich bei anderen Verstärkung holen, weil diese selbst zu feige sind, um mit Ihnen persönlich die Angelegenheit zu klären. Offen gesagt haben diese Kolleginnen/Kollegen meist ein Problem mit sich selbst. Persönlich wird es, wenn Sie erkennen, dass „Feindseligkeiten" ihnen gegenüber stattfinden. Versuchen Sie, die/den Kollegin(en) darauf anzusprechen. Dies verlangt Feingefühl. Überlegen Sie dementsprechend, wie Sie vorgehen! Bleiben Sie ruhig und gelassen! Das zeigt, dass Sie sich nicht auf das gleiche Niveau wie ihre „bösen" Kollegen stellen. Beweisen Sie sich, indem Sie professionell, fachlich mehr drauf haben als gewisse Arbeitskolleginnen/Kollegen. Damit können Sie die/den Kollegin/Kollegen bloß stellen, am besten vor all Ihren anderen Kolleginnen/Kollegen. Das ist zwar nicht die feine Art, aber effektiv! Bei dieser Methode, sollten Sie sich aber absolut sicher sein, wenn Sie mit ihrer Argumentation los legen.

Peinlich wird's, wenn Sie nur Vermutungen offenbaren, oder ihrer Darlegung selbst nicht sicher sind.

Sammeln Sie Beweise! Denn nicht gerechtfertigte Anschuldigungen gegenüber Kolleginnen/Kollegen können das weitere Zusammenarbeiten drastisch verschlechtern. Wie schon zuvor erwähnt, ist das direkte Ansprechen die beste Variante. Scheuen Sie sich nicht, wenn die besagten Übeltäter älter sind als Sie! Niemand hat es verdient, von Kolleginnen/Kollegen unangenehm behandelt zu werden. Das gilt auch für Vorgesetzte und die Leitung des Hauses. Sie müssen sich nicht alles gefallen lassen! Ja, man geht Kompromisse ein. Nimmt das eine/andere hin, versucht damit klar zu kommen. Schließlich will man nicht wegen jeder Kleinigkeit unnötige Diskrepanzen hervorrufen.

Der Verlust von Respekt jedem gegenüber ist das Schlimmste, was passieren kann. Schließlich wollen wir alle gut zusammenarbeiten. Doch lassen Sie sich nicht unterkriegen! Vertreten Sie Ihren Standpunkt! Menschen, die zu allem ja sagen, wirken wie ein Magnet, um von „Bösewichten" ausgenützt zu werden. Dem können Sie entgegen wirken! Am wirkungsvollsten ist es, wenn Sie denen ein schlechtes Gewissen machen. Angenommen, Sie erledigen alle Aufgaben, die Ihnen von solchen Kolleginnen/Kollegen aufgetragen werden. Sie leisten, keinen Widerstand. Lächeln dabei und vermitteln, dass Ihnen die Arbeiten sogar Spaß machen. Die/der Kollegin(e) denkt sich, da habe ich jemanden gefunden, der mir die Arbeit abnimmt, und ich kann mich zurücklehnen. Das mag wohl so scheinen, doch wenn es bei der Dienstübergabe zur Sprache kommt, wer all die Arbeiten durchgeführt hat, ernten Sie die Lorbeeren. Damit stellen Sie die Person, vor allen anderen Kolleginnen/Kollegen bloß.

Das auf jeden Fall! Weil, schließlich kennen ihre Kolleginnen/Kollegen ihre Mitarbeiter länger als sie.

Denk ich mal? Sie werden nicht die/der Einzige sein, bei der/dem so vorgegangen worden ist.

Fangen solche Unstimmigkeiten erst einmal in einem Team an, steckt der Wurm meistens in der Leitung der Station oder des Hauses drin. Ein Team fängt dann an, gegenseitig Fehler zu suchen, wenn der gesamte Ablauf der normalen Arbeitsroutine gestört ist. Das heißt, die Mitarbeiterinnen/Mitarbeiter sind mit ihrer Arbeit nicht mehr zufrieden. Ernste Gesichter! Es wird nur noch das Notwendigste miteinander geredet.
Jeder konzentriert sich nur noch auf die tatsächliche Arbeit. Spaß gehört der Vergangenheit an! Wenn doch, dann nur oberflächlich. Gestellter Spaß sozusagen. Traurig aber wahr!
Ich hatte einmal einen Chef, der meinte, es sei gut, wenn alle Mitarbeiter streiten…Dann arbeiten sie mehr! Eine zynische Einstellung! Wenn Fehler auftreten, beschuldigen sich Kolleginnen/Kollegen sofort gegenseitig ohne nachzudenken. Oder man schiebt die Schuld auf Personen, die gar nicht zu dem Zeitpunkt anwesend sind. Man macht es sich einfach. Denn Mitarbeiterinnen/Mitarbeiter, die nicht da sind, können sich momentan nicht dazu äußern. Also wird heftig diskutiert, oder über sie abwertend hergezogen. Oft stecken Sympathiegründe im Vorfeld dahinter, wenn die unbegründeten Anschuldigungen beginnen.
Stunden später oder am nächsten Tag klärt sich der Irrtum von selbst, oder die Beschuldigten können sich dazu äußern. Da ich solche Situationen in der Privatwirtschaft und in der Pflege schon mehrmals durchlebt habe, kann ich mit Sicherheit sagen, dass es nur an der Leitung liegt, wenn solche Spannungen im Team auftreten.

Entweder merkt die Leitung, dass etwas im Team nicht stimmt, oder sie kann/will die Ursache nicht beheben. Es wird solange der Betrieb weiter gefahren, bis es entweder zur Eskalation kommt, indem Mitarbeiterinnen/Mitarbeiter in den Krankenstand flüchten oder sogar kündigen. **Sichtbar in der Pflege! Handlungsbedarf der Leitung wäre angesagt!**

Schuldzuweisungen sind der einfachste Weg, um ein Problem aus der Welt zu schaffen. Einer, muss ja schuld sein! An die Ursache, will keiner denken? Objektiv sein, heißt die Devise! Betrachten Sie immer die gesamte Problemstellung! Was ist das eigentliche Problem? Was ist passiert? Warum ist es passiert? Meistens hat die Spannung im Team schon viel früher als man glaubt ihren Lauf genommen. Und wenn Sie sich ernsthaft gedanklich damit auseinander setzen, werden Sie erkennen, dass der „Fisch am Kopf zu stinken beginnt!"

Also, bei der Leitung. Ja…, man kann oft nichts dagegen tun! Schließlich, will jeder seinen Job behalten. Doch, wenn die Zusammenarbeit eskaliert, nur weil die Leitung inkompetent ist, den weiteren Verlauf zu erkennen, sollte man handeln! Ständig die Obrigkeit mit auftretenden Diskrepanzen zu konfrontieren, ist lästig. Oder vielleicht sinnlos. Meistens weiß die Leitung sowieso, wie die wirtschaftliche Situation im Moment ist, aber sie weiß selbst nicht, was sie tun soll.

Erst, wenn gravierende Fehler oder Streitereien auftreten, wird sie wach. Aber ändern wird es gar nichts in der heutigen Zeit. Selbst, wenn es zu einer Besprechung kommt, um gemeinsam über das Problem zu diskutieren, Lösungen zu finden, werden die neuen Vereinbarungen trotzdem nicht lange anhalten. Denn wie gesagt, der „Fisch fängt am Kopf zu stinken an!" Blablablabla…!

Nach mehrmaligen Nachfragen bei Ihren Vorgesetzten, wie es nun mit einer Lösung aussieht? Werden Sie hingehalten! Wie reagieren Sie? Was denken Sie sich dabei?

Schließlich wollen Sie harmonisch mit ihren Kolleginnen/Kollegen weiterhin zusammen arbeiten. Warten Sie, bis die Leitung Ihnen einen Lösungsvorschlag anbietet? Oder handeln Sie selbst? Ich weiß, es ist nicht einfach, aber ich bin mir sicher, dass Sie selbst, für die Situation in der Sie sich befinden, eine Lösung finden werden. Bleiben Sie stets allen ihren Kolleginnen/Kollegen gegenüber sympathisch, dann punkten Sie!

Wenn ein(e) Mitarbeiter(in) die Sympathie im Team aus irgendeinem Grund nicht erlangen kann, dann ist es besser, die Station zu wechseln, oder das Haus zu verlassen. Ähnlich, habe ich es in meiner ersten Gesundheits - und Krankenpflegeschule erfahren.

Es war ein Wunschpraktikum in einem Krankenhaus. Die Psychiatrie! Ich wählte diese Abteilung, weil es mich interessierte, wie sich Patientinnen/Patienten, dort verhalten. Generell beobachte ich vieles!

Nicht nur die Umgebung, die Räumlichkeiten in denen sich die/der "illi curandum", aber auch Mitarbeiterinnen/Mitarbeiter, und um nicht zu vergessen, die Führungskräfte, sprich Vorgesetzte und die Leitung des Hauses aufhalten. Sondern ich nehme auch deren Umgangsweise, ihr Verhalten wahr. Dieses Interagieren zwischenmenschlicher Beziehung fasziniert mich ungemein, denn aus dem Benehmen aller soeben Erwähnten lernt man bezüglich der weiteren Schritte in der Pflege am meisten.

Es kann nichts Schlimmeres passieren, als wenn Pflegemaßnahmen wochenlang falsch durchgeführt werden.

Jede der Pflegepersonen nimmt an, dass die Therapien, die bei der Dienstübergabe weiter gegeben werden, richtig sind. Sicher werden diese ständig aktualisiert. Jedoch machen Sie sich immer selbst ein Bild von den anzuwendenden Therapien. Hinterfragen Sie etwas, wenn es Unklarheiten gibt!

Zurück zu meinem Wunschpraktikum. Die Psychiatrie befand sich in einem Nebengebäude des Komplexes. Als ich die Station betrat und nach der Diensthabenden Stationsschwester fragte, wurde diese gleich herbei geholt. Eine circa vierundzwanzigjährige sehr autoritäre Person mit langen blonden Locken trat mir entgegen. Ich streckte meine Hand nach ihr aus und sagte meinen Namen, vorher fügte ich noch hinzu, dass ich Schüler aus dem Nachbarort bin.

Mit ernstem Gesicht legte sie los:

„Das eine sag ich Dir, wenn Alarm im Haus ertönt, wegen eines Notfalles von Patientinnen oder Patienten und wir alle, damit meinte sie das gesamte Pflegepersonal auf diesem Stock, los rennen, bleibst Du wo du bist!

Du bewegst Dich nicht von der Stelle, wenn wir Dir etwas sagen, dann hast Du dem Folge zu leisten, hast Du mich verstanden!"

Sie schrie mich so dermaßen an, als kannte sie mich schon länger, und wollte ihre Macht über mich in den Vordergrund stellen. Dabei hielt sie ihren ausgestreckten Finger, den sie ständig auf und ab bewegte, vor mein Gesicht. Ich war von diesem Verhalten so geschockt, ich verstand ihre drohenden Worte nicht. Ich befolgte natürlich die nicht zu überhörende Maßregelung.

Trotzdem war ich die nächsten drei Tage damit beschäftigt, ihr dermaßen unangebrachtes Verhalten zu analysieren. Ich hatte lediglich meinen Namen und aus welcher Schule ich komme gesagt. Engagierte mich sehr, war immer direkt bei den Patientinnen/Patienten, denn wie ich schon sagte, interessierte mich das Verhalten. Ich redete mit ihnen, wollte deren Geschichte kennen lernen, und warum sie hier gelandet sind.

Im Laufe des Praktikums bekam ich mit, dass diese Stationsschwester keine/r ihrer Kolleginnen/Kollegen ausstehen konnte, weil sie sich unprofessionell „aufführte". Jedem gegenüber.

Nach zwei Wochen des Praktikums hatte ich meine Zwischenbeurteilung im Direktionsbüro, das sich im dritten Stock der Psychiatrie befand. Die besagte Stationsschwester war auch anwesend. Alle zu beurteilenden Punkte wurden mit „Nicht Genügend" abgezeichnet. Ich traute meinen Augen nicht! Ich widersprach der absolut nicht gerechtfertigten Beurteilung vehement, doch ich hatte keine Chance. Die Stationsschwester verhielt sich eiskalt, verzog keine Miene.

Signierte alle Punkte wie erwähnt, mit kurzen Häckchen ab und schob den Beurteilungsbogen zu mir hinüber.

„So, jetzt unterschreibe!", befahl sie mir. Der Direktor hielt sich zurück. Er saß nur daneben, und hatte die Beurteilung ganz allein der „präpotenten" Stationsschwester überlassen. Ich lehnte die Unterzeichnung strikt ab! Sie meinte: „Macht nichts, ist auch nicht notwendig. Die Beurteilung steht!" Ich nahm meinen Beurteilungsbogen und ging wieder auf die Station in den ersten Stock zurück. Es war Nachmittag. Im Treppenhaus kam mir eine Krankenschwester entgegen.

Sie stoppte mich, fragte, ob sie sich meine Beurteilung bis zum Abend ausleihen dürfte. Ich hatte nichts dagegen. Ich musste ohnehin noch zwei Stunden arbeiten. Schließlich verging die Zeit und als ich von der Garderobe beim Stützpunkt vorbei kam, konnte ich beobachten, wie die Krankenschwester mit der Stationsschwester eine heftige Diskussion führte. Dabei hielt sie meinen Beurteilungsbogen in der rechten Hand, und fuchtelte damit ihr gegenüber herum. Es war eindeutig zu erkennen, dass es sich dabei um die nicht gerechtfertigte Beurteilung handelte. Die Krankenschwester kam dann mit schnellen Schritten aus dem verglasten Stützpunkt heraus gerannt. Direkt auf mich zu. Dabei war ihr fast zum Weinen. Sie trat mir gegenüber und übergab mir den ihrerseits, erfolglos verteidigten Beurteilungsbogen, zurück.

„Es tut mir so leid, ich konnte nichts dagegen ausrichten", sagte sie zu mir.

Drei Tage später hätte ich die erste Diplomprüfung absolvieren müssen.

Der Gedanke, warum mich die Stationsschwester schon bei der Begrüßung so dermaßen angeschrien hatte, ließ mich nicht los. „Warum?" fragte ich mich jeden Tag, „was war der Grund dafür?"

Ich verhielt mich nach diesem Vorfall sehr zurückhaltend. Was konnte ich tun? Ich zerbrach mir den Kopf über das unangebrachte Verhalten dieser Stationsschwester, weshalb sie so agierte? Sie kannte mich ja eigentlich überhaupt nicht!

Das war der Punkt! Letztendlich kam mir ein Gedanke. Es war die Schule, die sie über mich vorinformiert hatte. Ich weiß zwar nicht, was ich in der gesamten Ausbildung falsch gemacht hatte, denn ich erfüllte alle mir aufgetragenen Tätigkeiten mit äußerster Sorgfalt.

Am nächsten Tag unterhielt ich mich mit der Krankenschwester über mein hilfloses Schicksal. Sie gab mir zu verstehen, dass ich mit meinem Gedanken, dass die Schule dahinter steckte, richtig lag. Darauf hin überlegte ich, wie die anstehende erste Diplomprüfung ablaufen würde.

Ich weiß zwar nicht warum, doch eines wusste ich mit Sicherheit. Nach diesem Erlebnis auf der Psychiatrie hielt ich es für unmöglich, dass mich die Schule bei den letzten Prüfungen, nach schweren drei Jahren des Lernens positiv abschließen lassen würde. Ich war in einem richtigen Dilemma! Die darauffolgenden Tage verbrachte ich damit, wie ich mein Schicksal nun lenken sollte. Sollte ich die anstehende erste Diplomprüfung ablegen? Abwarten, was dabei raus kommt? Oder sollte ich mein Schicksal selbst in die Hand nehmen und abbrechen? Ich entschied mich für das Letztere.

Meine Schuldirektorin- Stellvertreterin fuhr mit mir einige Tage später zur Psychiatrie, um die Endbeurteilung abzuschließen. Sie sprach, bis wir das Direktionsbüro erreichten, kein Wort mit mir. Fragte mich kein einziges Mal, was der Grund dafür gewesen war, dass ich das Praktikum abgebrochen habe. Kein Interesse, meine Entscheidung zu hinterfragen? Damit hatte sich, meiner Meinung nach, der Gedanke bestätigt, dass ich richtig lag. Die Schule steckte dahinter!

In den darauffolgenden Wochen, legte ich die Heimhelfer -Pflegeassisten- Prüfung in Wien, ab. All die Lehrer bei diesen Prüfungen waren von mir begeistert.

Nicht nur von meinem Engagement und fachlichem Interesse.

Ich denke, es war/ist die Art, wie ich mit Menschen umgehe, dass meine fachliche, einfühlsame Hingebung zu diesem Beruf gut ankommt.

47

Als ich ihnen von meinem Erlebnis mit der vorherigen Schule erzählte, stimmten sie mir zu. Die Schulen in Wien, wo ich die Prüfungen ablegte, hatten schon einiges Negatives über diese Schule gehört. Damit bekam ich die Bestätigung, dass meine Entscheidung die richtige war. Hinzu kommt noch, hätte ich ein Diplom von dieser Schule erhalten, hätte ich mich jedes Mal bei einer Bewerbung geschämt, beziehungsweise hätte die neue Stelle gleich gewusst, von „welcher Schule" ich komme.

Nach ein paar Jahren des Arbeitens in der Pflege, versuchte ich mein Glück aufs Neue. Ich fand eine Gesundheits -und Krankenpflegeschule in Niederösterreich, wo ich das dritte Diplomjahr wiederholen konnte.

Doch, was sich auch dort ereignete, möchte ich Ihnen nicht vorenthalten. Ein Ereignis, dass Sie kaum für möglich halten werden.

Ich war im Diplompraktikum. Also im letzten Monat des Ausbildungsjahres. Es war auf einer internen Abteilung, im Krankenhaus. Mittagszeit. Am Therapieplan stand, dass wir bei allen Patientinnen/Patienten um diese Zeit die Vitalwerte Messen mussten. Für diese Tätigkeit gab es einen Pflegewagen, auf dem sich all die Utensilien befanden, um Messungen durchzuführen. Dieser hatte vier Räder, um ihn zu bewegen. Was die Durchführung wesentlich erleichterte. Es war ein langer Gang, in dem sich die Patientenzimmer reihten. Der Ablauf war folgender:

Wir begannen im hintersten Zimmer und arbeiteten uns nach vorne. Soweit kam es jedoch nicht! Nachdem wir, vier Kolleginnen und ich, mit den Patientinnen/Patienten vom ersten Zimmer fertig waren, schoben wir den Wagen ins nächste Zimmer, um mit den Messungen fortzufahren.

Als wir im zweiten Zimmer fertig waren, sagte plötzlich eine Diplomierte Krankenschwester zu mir, ich solle mir ein Stethoskop mit Manschette schnappen und ein Fiebermessgerät. Dann korrigierte sie sich und meinte, nein nimm den ganzen Wagen mit, ich sollte nochmal in das erste Zimmer zurück fahren, denn wir hatten einen Patienten vergessen. Ich folgte dieser **Anordnung,** schob den schweren Pflegewagen aus dem zweiten Zimmer auf den Gang.

Und dann ging es los!

Eine Praxisanleiterin, die für Schüler auf der Station zuständig war, kam gerade von ihrer Mittagspause zurück und sah mich den Wagen nach hinten schieben, wo wir zuvor mit unseren Messungen begonnen hatten. Sie schrie so laut, das förmlich fast die Scheiben der Fenster zersprangen!

„Weißt Du noch immer nicht, wo wir mit der Mittagstherapie beginnen? Wie lange bist Du nun schon da? Weißt Du das noch immer nicht?"

Sie wiederholte es immer und immer wieder. Ich kam gar nicht zu Wort! Sie schrie mich fortlaufend an. Ich fühlte mich, als wäre ich ein Kleinkind. Ich wollte es ihr erklären, doch sie ließ mich nicht zu Wort kommen. Die anderen Kolleginnen waren bereits mit dem Pflegewagen am Stützpunkt der Abteilung angelangt, und schließlich mit der Mittagstherapie fertig. Ich war so schockiert über das Agieren dieser inkompetenten Person, dass ich mich von nun an sehr zurückhaltend verhielt.
Bei der Endbeurteilung saßen die besagte Kollegin und die Stationsschwester neben mir.

Wir gingen Punkt für Punkt den Beurteilungsbogen durch, als mich die Kollegin plötzlich, sarkastisch fragte: „Und - wie war das mit dem Pflegewagen bei der Mittagstherapie?" Ich wusste genau, was ich sagen musste, denn ich hatte dieses Geschrei noch immer in meinen Ohren, als wäre es gerade geschehen.

„Die Kollegin hat angeordnet, dass ich mit dem Pflegewagen noch einmal retour ins erste Zimmer fahren sollte", sagte ich zu beiden.

Die Kollegin zog eine rote Farbe im Gesicht auf und meinte: „Warum hast Du denn nichts gesagt?" Ich konnte mich nicht zurück halten und wurde laut!

„Weil sie so geschrien haben und mich nicht zu Wort kommen ließen", antwortete ich.

Die Stationsschwester grinste nur und meinte…

„Nein, nein Sie sind nicht für das Diplom geeignet!"

Ich hielt mich mit meinem Frust und meiner Enttäuschung zurück.

Trotzdem wurde ich laut und sagte: „Wegen dieser Kollegin erhalte ich jetzt mein Diplom nicht, nach vier Jahren harten Lernens und all den Strapazen? Alles weg, nur wegen einem Pflegewagen!" „Nein, Sie sind nicht für das Diplom geeignet", wiederholte die Stationsschwester.

Ich kann es immer noch nicht verstehen, warum Menschen so etwas tun. So eine Gehässigkeit habe ich bei weiblichen Pflegekräften in all den anderen Bundesländern nicht erlebt.

Ich kann nur sagen, ein typisches Beispiel für Machtausübung.

Einen Spruch den ich Ihnen nahe legen möchte, vielleicht kennen Sie ihn?

[⊗]„Halt den Mund, ich sitze am längeren Ast! Doch der Stamm des Baumes sind wir Mitarbeiterinnen/Mitarbeiter, und wenn der wackelt, fallen die, die die Drohung aussprechen, am tiefsten!"

[⊗] > S133

Autoritär sein...

Heißt, jemanden dazu zu bringen, sich Ihnen zu beugen. Damit meine ich, Sie haben das Sagen!

Natürlich geben Sie den Ton gegenüber Ihren zu pflegenden Personen an, jedoch verlieren Sie niemals den Respekt! Sie delegieren Pflegehandlungen. Äußern, welche Tätigkeiten, durchzuführen sind. In einem Ton, der eine Hilfestellung ist, und nicht als diktatorischer Befehl gelten soll. Oft, wird dabei sogar geschrien, um die zu pflegenden Personen, oder Mitarbeiterinnen/Mitarbeiter, noch mehr dazu zu bringen, sich Ihnen zu unterwerfen.

Hören Sie damit auf, ihr Gegenüber herab zu würdigen, denn schließlich sind es die "illi curandum", die mit ihrer Sozialversicherung oder manche auch privat, für Ihren Sold aufkommen. Vergessen Sie das nie!

Autoritär in der Pflege sein heißt, hilflosen Menschen zu zeigen, wo es lang geht. Ihnen ein Fels in der Brandung zu sein. Eine Anlaufstelle zu geben, die ihnen hilft, weiter zu kommen, wenn diese nicht mehr weiter wissen, oder ihnen einfach nur den pflegerischen Alltag zu delegieren. Autoritär sein ist verpflichtend in der Pflege, jedoch seien Sie menschlich!

Versetzen Sie sich immer in die Situation, der betroffenen Person.

- Wie leiten Sie die anstehende Pflegehandlung an?
- Wie laut sprechen Sie?
- Wie ist Ihre Mimik/Gestik?
- Und das Wichtigste, wie nimmt die Person es auf, und wie setzt sie Ihre Anleitung um?

Haben Sie durch Ihre Autorität einmal Respekt erlangt, wird Ihnen die/der zu Pflegende folgen.

Sie/er wird Ihnen, durch ihre professionelle Anordnung Vertrauen schenken. Auch, wenn Sie ungewollt lauter werden, oder bei ihren Pflegehandlungen vielleicht einmal nicht so kontrollierte Bewegungen durchführen, verlässt sich die Person auf ihr fachliches Können. Sie zeigen, durch Ihre Autorität, wer der Herr im Haus ist. Sie müssen nicht „gemein, egoistisch, herablassend" den zu Pflegenden gegenüber Macht ausüben! Erklären Sie fachlich, wie die nächste Pflegehandlung durchgeführt werden soll. Bleiben Sie in Ihrer Autorität stets freundlich, ruhig und lächeln Sie. Durch ihr Lächeln reduzieren Sie den Druck auf das folgende Tun. Stress, und zusätzliche Anordnungen, üben enormen Druck aus. Dies sollte vermieden werden! Geben Sie klare, fachliche Anweisungen, um unnötige Diskussionen, zu vermeiden! Seien Sie glaubwürdig! Zweifelt die/der zu Pflegende an ihrer Anweisung, wirken Sie unglaubwürdig? Sie verlieren ihre Autorität! Die/der "illi curandum" wird Ihrer Anordnung nicht Folge leisten. Durch die Autorität, geben Sie der/dem zu Pflegenden Sicherheit! Schließlich, will sich die Person auf Sie verlassen können.

Ihre Anordnungen müssen fachlich professionell untermauert sein.

Sollten dennoch Zweifel bestehen, erklären Sie, wie die anstehende Pflegehandlung erfolgen soll. Wie gehen Sie selbst bei der zu pflegenden Person vor? Welche Schritte unternehmen Sie als nächstes?

Wo soll sich die Person hin bewegen? Sagen Sie, was Sache ist! Einfach loslegen und mit der Pflegehandlung beginnen, führt zu Verwirrung. Im schlimmsten Fall zu unkontrollierten Bewegungen mit denen Sie nicht rechnen. Verletzungen können auftreten. Versuchen Sie, sich in die Lage der zu pflegenden Person zu versetzen und seien Sie mit der Autorität einfühlsam.

Wenn Sie genug Erfahrung haben, können Sie ihre Autorität herunter schrauben. Das kann soweit, je nach Situation führen, daß Sie sich auf das gleiche Niveau der zu pflegenden Person stellen. Das verlangt Fingerspitzen Gefühl.

Setzen Sie sich ans Bett, neben der zu pflegenden Person. Halten Sie ihre/seine Hand. Seien Sie voll und ganz in diesem Moment für die Person da. Das muß nicht unbedingt direkt am Bett geschehen. Ich habe mich einmal auf den Fußboden, neben einer Bewohnerin gesetzt. Sie war Dement. Wollte einfach nicht mit der Pflege fortfahren. Ich unterhielt mich mit ihr und aus dem Sie wurde ein Du. Das sollte vermieden werden. Der Autorität halber. Trotzdem gelang es mir, sie dazu zu motivieren mit der Pflege, weiter zu machen.

Die Gabe einfühlsam zu sein, verlangt Erfahrung.
Fühlen Sie deren Schmerz, den Kummer den die „illi curandum" mit sich tragen. Vergessen Sie was Ihre Kolleginnen/Kollegen über die/den zu Pflegenden sagen.

Gerade jetzt habe ich eine Bewohnerin zu betreuen. Sie leidet unter [II]Parkinson. Läutet oft wegen banalen Erledigungen die sie alleine in ihrem Zimmer nicht durchführen kann. Für meine Kolleginnen/Kollegen ist sie einfach nur lästig. Doch, hört man dieser Frau genau zu und teilt den Schmerz mit ihr, fühlt sie sich verstanden.

Ich habe wahrgenommen, dass sie sich in meiner Gegenwart wohl fühlt. Lustiger Weise verlangt sie, wenn sie die Zimmer Glocke betätigt, meine Gesellschaft. Die Kolleginnen witzeln spöttisch über ihren Wunsch, daß nur ich ihre Wünsche erfüllten kann. Hinzu kommt, Sie ist nicht die einzige im Pflegeheim die meine Pflege verlangt. Das schmeichelt mir natürlich, und meine Kolleginnen/Kollegen sind neidisch. Ich kann erkennen, dass die kleinen Rädchen meiner Mitarbeiterinnen/Mitarbeiter heiß laufen.

Die Vorstellung, dass sie sich fragen:
„Was kann der was wir nicht können?", Bestätigt mir, dass ich mit meiner Einfühlsamkeit professionell arbeite.

[II] > S133

Empathie

Sie haben sicher schon einiges darüber gehört! Ein Tool, um den richtigen Zugang bei Menschen, die Pflege benötigen, zu finden. Mein Anliegen wäre es, sich auf die einzelnen Gruppen der Empathie zu konzentrieren. [*]In der Regel gibt es vier Säulen.

- Wahrnehmung
  Mimik
  Gestik
  Körpersprache
Stimmlage und Aussagen werden leicht interpretiert. Man erkennt, wie es einer Person geht.

- Verständnis
  Ursachen, Motive und Umstände für die Gefühle einer Person sind nachvollziehbar. Man versteht, warum es einer Person in gewissen Situationen so geht.

- Resonanz
  Durch Worte und Taten werden Mitgefühl, Rücksicht und Akzeptanz vermittelt. Man nimmt wahr, wie man selbst mit der Gefühlslage einer Person umgeht.

---

[*] > S133

- Antizipation
  Man kann absehen, wie sich eine Person
  künftig verhalten wird. Man weiß, ob sie
  mit einer Situation rational oder
  emotional umgehen wird.

Viele vergessen den Inhalt jeder einzelnen Säule! Mir
kommt es oft vor, dass sich Kolleginnen/Kollegen nur auf
eine Allgemeine Empathie fixieren. Das ist vehement
falsch! Es gibt verschiedene Momente, in denen sich die
zu pflegenden Personen, unterschiedlich verhalten.
Deswegen appelliere ich an Sie, dass Sie sich alle vier
Empathiesäulen, gut einprägen. Am besten Sie lernen sie
auswendig, um sie im richtigen Moment, perfekt
anzuwenden. Haben Sie diese einmal verinnerlicht,
werden Sie keine Schwierigkeiten haben Personen, die
Ihre Pflege in Anspruch nehmen, Empathie zu vermitteln.
Sie müssen erkennen, warum sich Menschen in gewissen
Situationen so oder so verhalten. Haben Sie nach links
und nach rechts oder in die Historie einer Person erst
einmal geblickt, werden Sie diese durch Ihr
professionelles Einfühlungsvermögen, besser verstehen.

„WARUM?" > Das wichtigste Wort in der Pflege
überhaupt!

Nur Empathie alleine reicht nicht, um den Zugang zu
pflegebedürftigen Menschen zu erlangen, oder
Pflegehandlungen einvernehmlich durchzuführen. Ich
habe beobachtet, wie sich weniger einfühlsame
Kolleginnen/Kollegen dem Pflegebedürftigen, nähern.
Hastig, laut, mit großen Schritten betreten sie das Zimmer.
Legen gleich mit irgendwelchen täglichen Aufgaben der
Pflege los.

Ob es nun eine Vitalwert-Messung oder eine Mobilisation ist. Es wird sofort damit begonnen, diese Personen aus ihrer Ruhe zu katapultieren, nur um den aufgetragenen Pflegeplan zu erfüllen. Denn, schließlich gibt es ja noch andere Patientinnen/Patienten oder Bewohnerinnen/Bewohner, die Ihre Pflege benötigen! Also schnell rein ins Zimmer und die Person abfertigen. Schnell wieder raus und die/der Nächste bitte! Falsch!

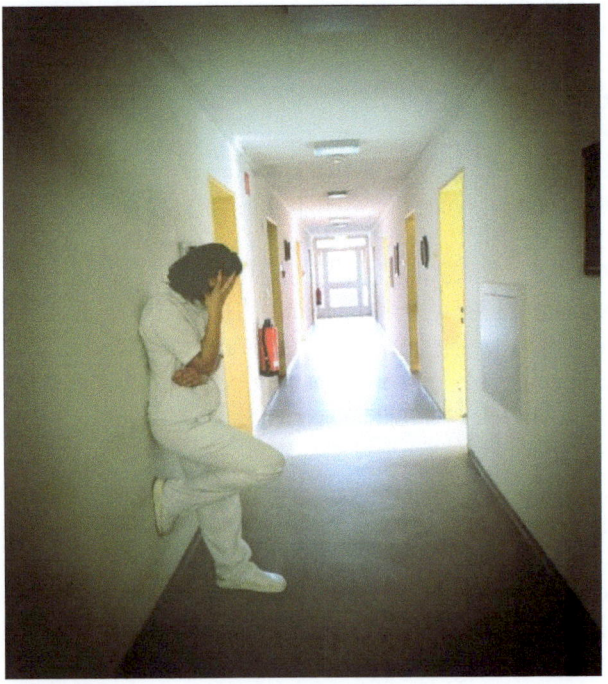

Symbolfoto

Ehrlichkeit und Haltung

Ich kenne die Arbeitswelt mehr als genug. Hatte vor Jahren die Vertretung der Leitung in einem Geschäft. Wenn man einmal als Chef agieren musste, sieht man arbeitspezifische Tätigkeiten von Mitarbeitern, die man sonst nicht sieht. Arbeit sollte so gut wie möglich penibel genau sein, in der Pflege aber muss sie perfekt, erledigt/durchgeführt werden. Ist nur eine Sache nicht erledigt, wird diese von den Kolleginnen/Kollegen oder von der Leitung des Hauses so dermaßen aufgebauscht, als hätte man jemanden getötet! Habe ich in den meisten Häusern/Abteilungen, persönlich erlebt. Es gibt natürlich Häuser, die die momentane Situation in Österreich/Europa, die der Mangel an Pflegepersonal mit sich bringt, verstehen. Vielleicht, ein oder zwei nicht durchgeführte Arbeiten tolerieren, soweit die Leitung vernünftig/einsichtig, ist.

Die Verantwortung der durchgeführten Tätigkeiten wird mit Dokumentation bestätigt. Diese hat sich in letzter Zeit drastisch erhöht.

Das heißt, eine Pflegeperson ist nicht für vier bis sechs pflegebedürftige Personen zuständig, als es noch genügend Pflegepersonal gab, sondern heutzutage ist sie täglich, für acht bis vierzehn Patientinnen/Patienten oder Bewohnerinnen/Bewohner zuständig. Das bedeutet Qualitätsverlust. Keine Zeit, für Bezugspflege. Sollte es aber!

Nicht direkt von zu pflegenden Personen ist es erwünscht, sich zügiger zu bewegen > forciert Stress für beide Seiten. Direkt davor, sollte man Ruhe bewahren, kurz durchatmen, lächeln > ganz wichtig! Ruhig sprechen, empathisch sein.

Die zu pflegende Person über die anstehende Pflege informieren, und erst dann, mit der pflegerischen Handlung beginnen. So steht der Compliance nichts mehr im Wege.

Und **bleiben Sie stets echt**! Seien Sie Sie selbst! Damit meine ich, infantilisieren Sie nicht! Sie werden sehen, wenn Sie dieses Vorgehen beachten, ernten Sie Erfolg.

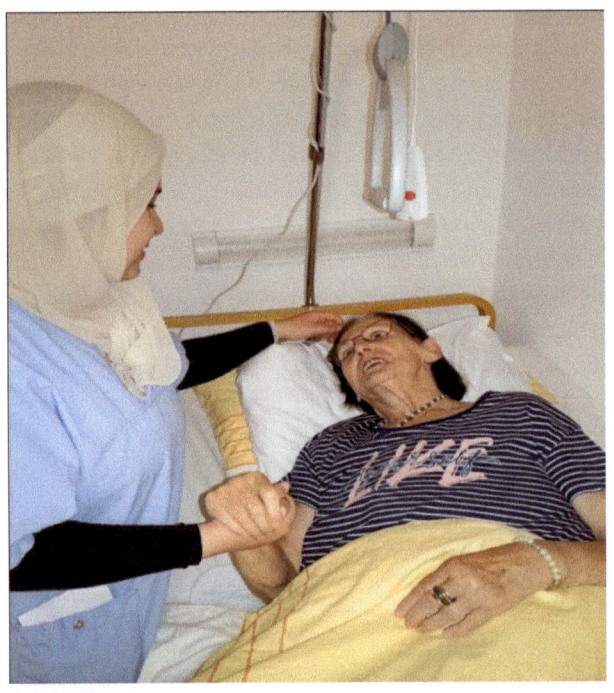

Symbolfoto

Infantilisieren und Respekt

Wenn Sie mit erwachsenen "illi curandum" arbeiten, vergessen Sie niemals, dass es sich hierbei **nicht um Kinder handelt!** Vielleicht sind es Ältere oder geistig Verwirrte? Niveauvolle Späße sind erlaubt, um diese Gruppe aufzumuntern, sie von einem Trauma oder einer ernsthaften Erkrankung abzulenken. Einen Moment des Vergessens, ein Schicksal, welches von Gott bestimmt ist, welches vielleicht auf sie zukommen wird? Eine OP oder das nahe Ende?

Doch passiert es immer wieder, dass Kolleginnen/Kollegen zu weit gehen. **Den Respekt verlieren!**

Mir selbst passierte es schon, dass ich im Umgang mit betagten Menschen während der Pflege in das verbale „Verkindlichen", hineinrutschte.

Ein paar Beispiele aus der Praxis…

- Beim An/Auskleiden:
  Das „Hanti" muss da noch rein schlüpfen!
  Jetzt ziehen „wir" noch die „Schuchi" an!

- Beim Essen eingeben:
  Ein „Löfferli" noch!
  Das „Suppi" kommt schon!
  Ein „Schnitzi" essens aber schon?

- Im Badezimmer:
  So, jetzt „gemma noch aufs Topfi!"
  Da ist das „Windlhoserl!"

Noch schlimmer ist es, wenn Kolleginnen, Kollegen handgreiflich werden. An der Nasenspitze zupfen oder an den Ohren ziehen! Mit dem Finger ins Ohr hineinbohren! Sehr witzig! ☹

Heftiges Schulterklopfen bei zu Pflegenden, die sich nicht wehren können, aus welchem Grund auch immer. Absolut absurd!

Was passiert hier eigentlich? Das sollte man sich ernsthaft einmal fragen? Die zu pflegenden Personen gehören, Großteils der älteren Generation an.

Entschuldigen Sie bitte!

Wenn jemand mit mir so reden würde, oder ich so behandelt werden würde, fühlte ich mich, als wäre ich auf einem anderen Planeten!

Das ist absolut respektlos. Niemand will so behandelt werden. Es ist wichtig, dass Ihnen das bewusst ist! Wie ich zu Beginn erwähnte, ist mir das selbst schon einmal ungewollt, passiert. Ich habe versucht, die Compliance zu verstärken. Indem ich mich auf dasselbe Niveau einer alten Dame stellen wollte. Ich infantilisierte, sprich, ich setzte meine Sprache so herab, indem ich so tat, als wäre ich ein enger Angehöriger/Freund von ihr. Mein Vorgehen ging völlig daneben! Denn die vornehme, betagte Lady verschloss sich plötzlich.

Sie blickte mich empört an, wendete sich von mir ab. Ja, sie ignorierte mich förmlich. Ich habe ihre Autorität untergraben. Ich habe schlichtweg ihren Respekt verloren.

Eine meiner Lehrerinnen hat einmal gesagt, Respekt muss man sich erarbeiten/verdienen. Dem kann ich nicht ganz zustimmen.

Ich denke, jeder Mensch sollte allem, was ihm begegnet, Respekt schenken. Egal, ob es eine Pflanze, ein Baum oder ein Lebewesen ist.

Ich bin da ein wenig buddhistisch angehaucht. Ich gehe immer davon aus, dass jeder so denkt. Aber so ist es nicht! Wäre es so, würde es weniger Konflikte auf dieser Welt geben.

Wichtig ist, dass sie sich bei jeder Tätigkeit immer **selbst reflektieren!** Dass sie erkennen, wie Sie mit ihrem Gegenüber kommunizieren und umgehen. Dann arbeiten Sie professionell! Der Ton macht die Musik. Sprechen Sie laut, kann diese Tonlage einschüchternd wirken. Sprechen Sie zu leise, strahlen Sie womöglich Unsicherheit aus. Könnte aber vertraulich wirken? Seien Sie selbstbewusst, lächeln Sie, zeigen Sie, was Sie können. Bleiben Sie jedoch zurückhaltend und übertreiben Sie nicht unnötig. Vertreten Sie Ihren Standpunkt, indem Sie Ihr Verhalten immer fachlich begründen können. Dann strahlen Sie Professionalität aus.

Verloren gegangenen Respekt erkannte ich bei einem Kollegen, der seit zehn Jahren in der Pflege tätig ist. Bei jeder(m) Bewohnerin/Bewohner sang er „Rapsongs". Dabei bewegte er sich „cool". Manchmal tanzte er sogar dabei. Das mag ja aufmunternd sein, jedoch nicht, wenn diese Singerei zu lange andauert und im falschen Moment, sprich bei einem Pflegeakt, oder zwischen einem wichtigen Gespräch unter einer(m) Kollegin/Kollegen mit einer Bewohnerin/Bewohner stattfindet. Dies, wirkte äußerst unangebracht auf die zu Pflegenden Personen.

Keine Frage, er ist ein ausgezeichneter Pfleger, doch in diesem Moment verlor er seine Autorität! Funkte, während Pflegehandlungen stattfanden, dazwischen. Kam ohne anklopfen in Bewohnerinnen/Bewohner Zimmer, legte mit seiner Vorführung los.

Die zu Pflegenden waren zeitweise nackt! Eine peinliche Situation, nicht nur für Bewohnerinnen/Bewohner, auch für die Kolleginnen/Kollegen, die gerade ihre Arbeit verrichteten. Wenn es zu viel des Guten wurde, schickte man ihn raus.

Es ist immer schwierig, in so einer Situation den richtigen Ton zu finden. Schließlich will man ja mit der Pflegehandlung fertig werden. Und es sich mit der(m) Kollegin(en) nicht verscherzen.

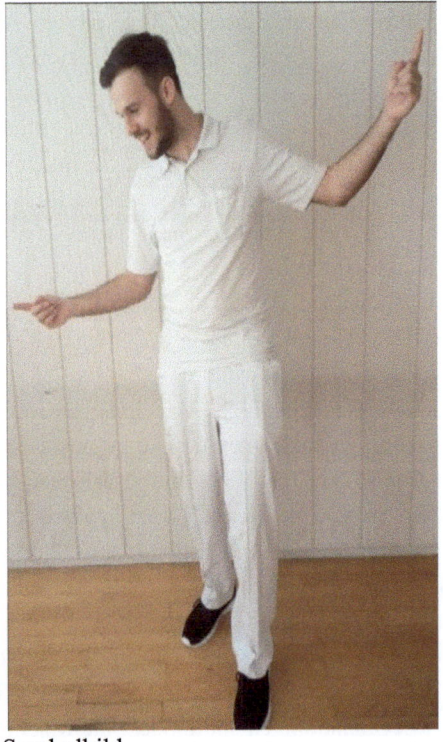

Symbolbild

Verlängerte 4 Minuten

Wie bekannt, sind die ersten vier Minuten bei der ersten Begegnung mit einem Menschen entscheidend.

Fragt sich nur, wie offen Sie gegenüber Personen sind, die Sie zuvor noch nie zu Gesicht bekommen haben.

In unserem Beruf erhält man ständig Fakten, Daten über Personen, die auf Stationen, im Krankenhaus oder im Pflegeheim in naher Zukunft, aufgenommen werden. Im Kopf entsteht ein Bild dieser Person. In weiterer Folge ergibt sich die Pflegeplanung. Anamnese, Ziele der Pflege, Maßnahmen, die gesetzt werden müssen, um an das Ziel der Genesung/Heilung zu gelangen. All das ist Brainstorming über eine Person, die Sie noch nie zuvor in Ihrem Leben gesehen haben, geschweige denn diese persönlich kennen gelernt haben.

Versuchen Sie, aus den vier Minuten vierundzwanzig Stunden zu machen! Lernen Sie die zu pflegende Person jedes Mal aufs Neue kennen. Beobachten Sie Veränderungen an ihr/ihm. Wie verhält sich die Person heute? Wie ist der Hautzustand? Die Atmung, die Compliance? Reden Sie mit ihr/ihm! Erzählen Sie irgendetwas, um sie/ihn aufzumuntern. Fragen Sie! Nicht unbedingt, wie es ihr/ihm geht. Das ist bei Menschen, die sich in der Terminalphase befinden oder bei Krebspatienten besonders wichtig. Beobachten Sie, wie ist deren Gemütszustand? Ist sie/er depressiv oder gut gelaunt?

Arbeiten Sie an den Folgetagen genau so, wie bei der ersten Begegnung. Erweisen Sie dem Gegenüber **Respekt**, **Haltung**!

Das Problem, das ich Ihnen vermitteln will, passiert genau an den Folgetagen der Pflege. Sie werden routiniert, vielleicht vergessen Sie einiges? Sie reden nichts!

Sie konzentrieren sich viel zu sehr auf die durchzuführenden Arbeiten, als auf die Person selbst, auf die es eigentlich ankommt.

Arbeiten Sie genau so, als würden Sie eine(n) gute(n) Bekannte(n) pflegen und nicht mit irgendeinem Körper, der sich in ihre Obhut begibt.

Personen spüren sofort, wenn es Ihnen nicht gut geht, wenn Sie Stress haben oder Sie still sind. Ihre Stimmlage anders als an den Tagen zuvor ist. Natürlich ist kein Tag wie jeder andere. Trotzdem sollten Sie sich der/dem zu Pflegenden gegenüber mit Freude und fachlichem Wissen präsentieren. An jedem einzelnen Tag. Sich Zeit nehmen. Zeigen Sie, dass Sie voll und ganz für sie/ihn da sind. Seien Sie behutsam und fürsorglich. Stoßen Sie niemals an ein Krankenbett! Jede ruckartige Bewegung löst Schmerzen aus oder stört die Ruhe der Betroffenen. Der Umgang mit kranken, betagten Menschen ist kein Kinderspiel. Lassen Sie all ihr Wissen über die Pflege an jedem Tag neu einfließen! Überdenken Sie ihre Tätigkeiten! Egal, ob diese an der zu pflegenden Person direkt durchgeführt werden soll, oder es nur das Zimmer ist, das Sie in Ordnung bringen müssen. Zeigen Sie Wertschätzung und Respekt! Jeder kleine Wunsch, den Sie erfüllen, löst in diesen Menschen Vertrauen aus. Vertrauen, das Ihnen geschenkt wird.

Weisen Sie jedoch dieses Vertrauen von sich und zeigen, wer der Herr im Haus ist, haben Sie schon verloren!

Miteinander, nicht gegeneinander!
Abgrenzung ist gut, doch sollten Sie die "illi curandum" nicht einfach links liegen lassen!
Nur Pflegehandlungen erfüllen, ist nicht genug!

Schauen Sie öfters in deren Zimmer um zu zeigen, dass Sie für sie/ihn da sind, auch wenn diese nicht läuten. Ein Kontrollblick kann nie schaden.

Das gibt den zu Pflegenden Sicherheit und Geborgenheit.

Ich hatte eine Bewohnerin, die immer ihre Brille tragen musste. Nichts Ungewöhnliches. Es gibt viele Menschen, die eine Brille tragen. Doch bei dieser Dame war etwas ungewöhnlich. Sie brauchte die Brille eigentlich gar nicht! Meine Kolleginnen/Kollegen erzählten mir, dass sie ohne Brille nicht aufstehen kann! Sie wäre hilflos ohne sie, sagte sie mir sogar persönlich. Nach einigen Tagen, an denen ich mit ihr arbeitete, erkannte ich, dass ihr die Brille Sicherheit verschaffte. Sie verhielt sich so, als würde sie eine Schwimmweste oder einen Sicherheitsgurt im Auto um sich geschnallt, tragen.

Zu pflegende Personen wollen sich auf Sie voll und ganz verlassen können. Sie sind der/die Fachmann/frau! Wenn Sie jemanden im Rollstuhl befördern, legen Sie immer eine Hand auf dessen Schulter. Damit zeigen Sie, **dass sie da sind**. Natürlich spüren die, die im Stuhl sitzen, dass der Rollstuhl bewegt wird.

Nur die/der im Rollstuhl sitzt, weiß ja nicht, wer den Rollstuhl vor- oder zurück schiebt. Durch Ihre Berührung vermitteln Sie Ihre Anwesenheit und wer Sie sind. Sie schenken dadurch Sicherheit.

In einem Heim in Salzburg habe ich beobachtet, wie eine Kollegin eine Bewohnerin im Rollstuhl hinter sich her zog. Sie ging voraus, der Rollstuhl verkehrt hinter ihr. Das heißt, der Blickkontakt zu meiner Kollegin war nicht gegeben.

Sie hatte keine Zeit, denn es waren noch sechs Bewohnerinnen/Bewohner aus den Zimmern für die verpflichtende Kaffeejause um vierzehn Uhr, zu holen. Die Oberschwester „der alten Schule" übte zusätzlichen Druck auf sie aus. Alle Bewohnerinnen/Bewohner mussten bei Kaffee und Kuchen anwesend sein! Als die Oberschwester meine Kollegin mit dem verkehrten Rollstuhl die Bewohnerin hinter sich her ziehend sah, tadelte sie sie natürlich. Es sah aus, als würde meine Kollegin einen Kartoffelsack hinter sich her ziehen.

Wir arbeiten mit Menschen nicht mit Kartoffelsäcken oder Gegenständen. Selbst, wenn eine kognitive Beeinträchtigung vorliegt, verdienen sich die zu pflegenden Personen Respekt!

Es stellt sich oft die Frage, ob Wachkoma-Patienten ihre Umgebung, ihre Mitmenschen wahrnehmen? Ich denke, diese Frage erübrigt sich, denn in der Pflege müssen Sie immer davon ausgehen, dass ihr Gegenüber Sie wahrnimmt, egal in welchen Zustand sich diese Personen befinden. Ob es nun eine postoperative Versorgung oder ein(e) verunfallter(e) Patient(in) ist, gehen Sie mit diesen Personen immer so um, als wären es ganz normale Menschen ohne Beeinträchtigung! Diese Art von Umgang beherrschen nur wenige.

Selbst Pflegepersonen, die lange in der Pflege arbeiteten, habe ich dabei ertappt, die diese Gruppe von Menschen behandelten, als wären diese „leblose Kartoffelsäcke". Äußerst unprofessionell!

Respektieren Sie diese Personen voll und ganz! Damit meine ich, lassen Sie es sich nicht anmerken, dass Sie die Beeinträchtigung als Handicap wahrnehmen. Die Betroffenen merken Ihr Zögern, Ihr Verhalten, Ihre „glotzenden" Blicke, sofort!

Wenn Sie es schaffen, solche Personen voll und ganz wahr zu nehmen, als wären sie völlig normal, steht der Compliance nichts mehr im Wege. Die Betroffenen fühlen sich akzeptiert. Sicher in Ihrer Gegenwart. Alles, was Sie anordnen, wird ohne Zweifel durchgeführt.

Geborgenheit, einfach akzeptiert zu werden in der Gesellschaft. Besonders, wenn diesen Menschen Leid durch deren Schicksal zugefügt wurde. Es gibt ihnen Halt.

Schenken Sie diesen Menschen in den ersten vier Minuten Ihre volle Aufmerksamkeit, und machen Sie daraus vierundzwanzig Stunden!

Sollten Sie mit Personen arbeiten, die sozusagen chronisch eine psychische Beeinträchtigung haben, dann ist es besonders wichtig, **sie als vollwertige Menschen zu akzeptieren!**

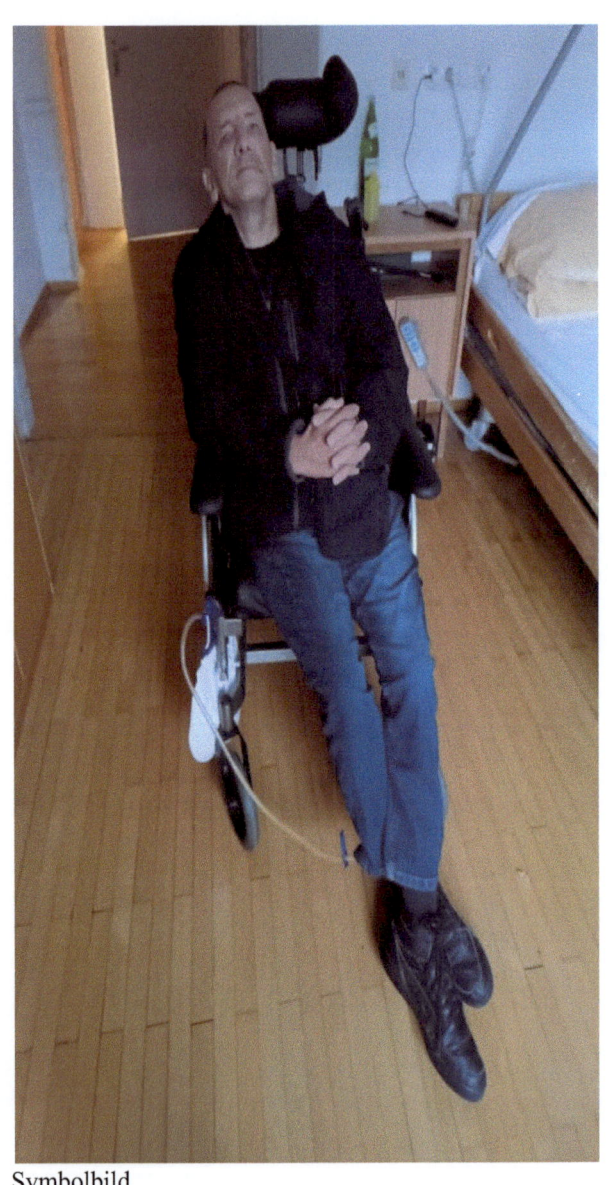

Symbolbild

Demente denken anders…

Ein Kontrollblick kann das Leben ein(er/s) zu Pflegenden vielleicht sogar retten, wenn eine Selbstgefährdung wahrscheinlich ist.

Meine Kollegin holte mich zu Hilfe, denn sie konnte die Zimmertür einer Bewohnerin nicht öffnen, da die Bewohnerin die Tür von innen mit aller Gewalt zuhielt. Sie musste ihr noch die Nachttabletten verabreichen und die Abendtoilette bei ihr übernehmen. Diese Arznei war sehr wichtig für die demente alte Dame! Die Kollegin war schließlich ratlos, nachdem sie mehrmals versucht hatte, die Tür zu öffnen. Deshalb versuchte ich mein Glück und war erfolgreich. Da ich in Wien drei Monate auf der Demenzstation gearbeitet hatte, ahnte ich, wie ich vielleicht vorgehen könnte. Ich war neu in dem Pflegeheim und deswegen wusste ich nicht genau, was mich in dem Zimmer erwarten würde. Die zierliche alte Dame lehnte sich mit ihrer Schulter gegen die Tür, und mit der rechten Hand zog sie die Türschnalle fest nach oben. Ich musste ein wenig Gewalt anwenden, um in ihr Zimmer zu gelangen, doch es war notwendig! Sie war hoch sturzgefährdet.

Ich schob vorsichtig die Tür samt der Bewohnerin nach innen auf, sodass ich in ihr Zimmer gelangte. Mit großen Augen, starrte sie mich an, und ihr ganzer Körper zitterte. Ihre Arme waren abgewinkelt, und man konnte ihr die Spannung am ganzen Körper ansehen. Sie sagte kein Wort. Ich werde diesen Blick nie vergessen! Es war, als würde man das Gesicht einer leblosen Frau betrachten.

Es dauerte lange, bis ich mit ihr quer am Bett saß, doch ich wusste, die Compliance schreitet voran. Sie lehnte jegliche Pflegehandlung zuerst ab und ich musste einen Weg finden, um sie von ihrem Widerstand, abzuhalten.

Ich schaltete den Fernseher ein, holte ihr Nachthemd aus dem Badezimmer und versuchte, sie validierend (auf ihr Gefühl eingehend) abzulenken. Das heißt nicht, dass ich ihren Willen brechen wollte. Mit ihr zusammen eine für sie gültige Lösung zu finden, das war mein Ziel. Es dauerte circa fünfzehn Minuten, bis ich ihr das Nachthemd angezogen hatte, denn sie spreizte ihre Finger auseinander, oder sie hielt ständig das Nachthemd fest, mit ihren Fäusten, sodass ich es ihr nicht überziehen konnte. Die Nachttropfen die sie einnehmen musste, hatte sie zuerst mit den Fingern umgestoßen. Demzufolge brachte meine Kollegin neue. Zwischendurch fragte sie mich, ob ich der Frau die Nachteinlage schon anlegen könnte? Dies verneinte ich, aber ich war guter Dinge, dies zu tun. Ich war viel mehr mit der Compliance beschäftigt, denn die zierliche Frau war in ihrer eigenen Welt gefangen! Ihr Blick war leblos, sie lief ständig im Zimmer hin und her, wendete sich jedoch nicht von mir ab, da ich anscheinend wie eine Bedrohung auf sie wirkte. Schließlich hat sie die Tropfen eingenommen. Ich führte noch, so gut es ging, die Nachttoilette bei ihr durch und half ihr anschließend sich hinzulegen. Meine Kollegin war begeistert. Sie konnte es gar nicht fassen! Vielleicht hatte ich Glück bei ihr? Denn Personen mit dieser Alterserscheinung verhalten sich jeden Tag anders, besonders abends. Dann sind sie müde. Und der Verstand verändert sich.

Dement sein, ist keine Krankheit, was oft behauptet wird. Es ist eine Alterserscheinung, die jeden von uns treffen kann.

Das Entscheidende ist, dass Sie den Menschen Zeit geben, sich selbst Zeit geben, um die Situation genau, präzise einzuschätzen. Denken Sie darüber nach! Was könnte in dem Kopf vor Ihnen vor sich gehen?

Es ist eine gewisse Leere, die ich bisher, in den Köpfen von dementen Personen erkennen konnte. Als würde es den Betroffenen extrem schwer fallen, eine Lösung für die Fragen, die man ihnen stellt, zu finden, oder Anweisungen zu verstehen.

Egal ob es ein nach Vorwärtsgehen ist oder ein Einfaches sich Hinsetzen. Bei dieser Dame war die **Apraxie** deutlich zu erkennen, denn die Motorik der alten Dame hat einwandfrei funktioniert. Es waren die efferenten Pfade, die Befehle vom Zentralnervensystem, die zur Reaktion beitragen. Sie spielten ihr einen Streich! Deshalb verharrte sie bei jeder Anleitung, die ich mit ihr durchführen wollte, eine Weile, bevor sie irgendeine motorische Reaktion zeigte. Sie war wie versteinert. Wie eine Statue, die man in irgendeinem Park bewundert, sah sie aus. Jegliche Aufforderung, eine Handlung durchzuführen, war verzögert. Als würden die Schaltvorgänge in ihrem Kopf ewig dauern, bis sie dort angekommen waren, wo sie eigentlich hinfließen sollten.

Natürlich erkannte ich eine leichte **Agnosie** bei ihr. Dies fiel mir beim Zähneputzen auf. Ich strich ein wenig Zahncreme auf die Borsten der Zahnbürste, denn ich wusste, ältere Menschen sind Sparmeister. Jegliche Verschwendung missfällt ihnen.

Dann übergab ich ihr die Bürste, die sie fragend in ihrer rechten Hand hielt. Trotz meiner verbalen Anleitung sich die Zähne zu putzten, tat sie es nicht. Ich nahm ihre Hand und führte sie zu ihrem Mund. Ihr Blick wandte sich währenddessen nicht von mir ab. Als würde sie das Zähneputzen keineswegs interessieren.

Nachdem der Bürstenkopf mit der Zahncreme ihre Lippen berührt hatte, öffnete sie langsam ihren Mund, und sie fing mit dem Putzen, an.

Diese zwei Begriffe, werden Ihnen in der Pflege, oft begegnen: *Apraxie und Agnosie

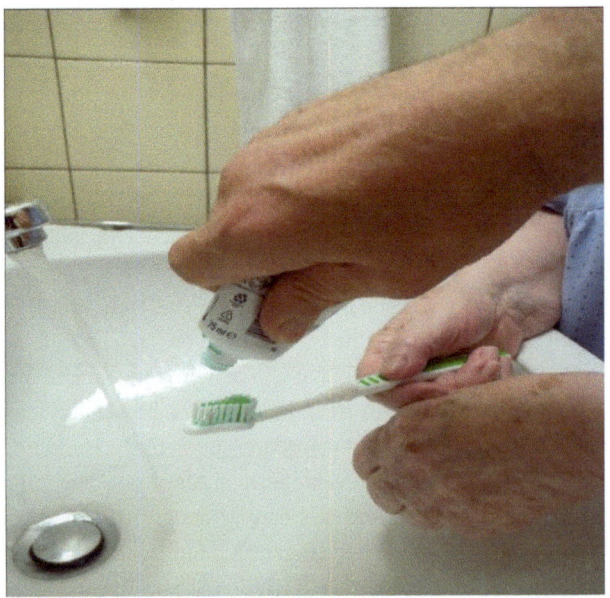

Symbolbild

Ankern

Positive Gefühle, Erlebnisse hervorrufen, um der Agnosie einen Streich zu spielen, und dem blockierten Verharren der betroffenen Person einen Anstoß zu geben, sodass diese auf andere Gedanken kommt. Sich zu bewegen, wie Sie es wünschen. Nicht immer funktioniert dieses Vorhaben, doch einen Versuch ist es wert. Deshalb, sollten Sie die Historie der Person kennen, um die es geht. Nur, wenn Sie die Geschichte einer Person kennen, können Sie [Ψ]kognitiv, [1]vestibulär oder [2]olfaktorisch eingreifen. Reden Sie über ein Erlebnis aus der Vergangenheit. Zum Beispiel vom Garten, wo diese Person zu Hause war, oder spielen Sie ihr eine Melodie vor, an die sich die Person erinnern kann. Ein Geruch kann dasselbe bewirken. Sie werden sehen, wie sich diese Person von einem Moment auf den anderen in ihre Hände legt und Ihren Anleitungen folgen wird.

Vor ein paar Tagen hatte ich, eine Bekanntschaft mit einem Pärchen. Sie kannten sich seit zwei Jahren. Es war eine sehr nette Unterhaltung an diesem Abend an einem Punschstand in Vorarlberg. Wir redeten über alles Mögliche. Er fuhr beruflich mit LKWs durch die Gegend, sie absolvierte eine Schule für Werbegraphik. Er stichelte ständig, dass sie nur eine klassische höhere Schule besucht hätte. Sie nahm es gelassen, doch plötzlich, wurde die Diskussion heftiger zwischen den beiden. Dann wurde es still!

Eine Frage von mir, veränderte die Situation von einem Moment auf den anderen.

[Ψ] /1/2 > S133

Wie habt ihr Euch eigentlich kennen gelernt?

Beide fingen an zu lächeln, sie wurde verlegen und etwas rot im Gesicht. Er erzählte, mit vollem Enthusiasmus die ganze Geschichte, wie sie sich kennen gelernt hatten. Ich hörte ihm aufmerksam zu und beobachtete das Verhalten der beiden, ihre Gesichter, wie sie sich von dem fast zu Stande gekommenen Streit abwandten. Beide wechselten von Anspannung in Entspannung. Folglich lachten wir nur noch über die liebenswerte Geschichte, die er mit voller Freude von sich gab.

Fazit dieses wunderschönen Abends ist genau das, was ich Ihnen vorher beschrieben habe.

Wenden sie das Werkzeug „Ankern" an!

Holen Sie aus einer Person ein Erlebnis hervor, das Gefühle erweckt. Sie umstimmt, aus negativem Verhalten positives erzeugt, und sich die zu pflegende Person wohlfühlt. Wenn Sie das schaffen, erkennen Sie, dass Sie **professionell arbeiten.** Ein kurzer Einblick, um Ihnen das näher zu veranschaulichen:

In vielen Haushalten wird aus Geldmangel zu Hause gepflegt.

Ob es die Oma, der Opa, ein Kind mit körperlicher Einschränkung ist, oder irgendein anderer Umstand um sich eines lieben Menschen anzunehmen, all diese Hingabe, nennt man „Laienpflege". Jeder kann pflegen!

Doch, denken Sie daran! Wir haben eine professionelle Ausbildung. Wir wissen, was passieren kann, wenn Pflege nicht korrekt durchgeführt wird!

Die Folgen können tödlich sein. Abgesehen von den rechtlichen Konsequenzen.

Vergessen Sie niemals, wer Sie sind! Sie sind Pflege!

[×]Ein einzelner Mensch kann auf dieser Welt nicht überleben. Das ist wissenschaftlich erforscht. Wir sind soziale Lebewesen, neigen dazu Kontakte zu pflegen. Ein Miteinander ist für unser Überleben Grundvoraussetzung. Also akzeptieren Sie Ihr Gegenüber so wie es ist. Tun Sie das nicht, werden Sie scheitern...

Jedoch bleiben Sie, wie sie sind, und verleihen Sie Ihrer Arbeitsweise einen persönlichen Ausdruck.

[×] > S133

Meine persönliche Note

In einem Krankenhaus verhält sich die Ordnung ein wenig anders, als in einem Pflegeheim oder bei Kundinnen/Kunden, im sozialen Bereich. Damit meine ich, wenn Sie das Zimmer einer zu pflegenden Person verlassen.

Dazu möchte ich Ihnen einige Beispiele aufzeigen.

Im Krankenhaus
Die Pflege am Bett ist abgeschlossen. Kontrollieren Sie stets, ob Schläuche von Drainagen/Katheter, falls vorhanden, nicht geknickt sind! Danach wenden Sie sich von der Patientin/dem Patienten ab und gehen zur Tür.

Kontrollblick!
Sie befinden sich noch, im Zimmer, drehen sich zur(m) Patientin/Patienten hin und verabschieden sich freundlich mit einem Lächeln im Gesicht. Währenddessen vergewissern Sie sich, dass es der zu Pflegenden Person gut geht, und ob Sie alles aufgeräumt haben.

Im Altenpflegeheim
Eigentlich dasselbe Verlassen des Zimmers, mit dem Unterschied, das Sie sich mehr Zeit nehmen können um deren Wohnbereich in Ordnung zu bringen, wenn es erwünscht ist. Oft sagen diese Personen von sich aus, welche Dinge sie noch gerne in ihrer Nähe hätten, oder wie sie die Lichtverhältnisse haben möchten. Ältere Menschen neigen dazu, dass sie gerne über alte Zeiten plaudern möchten.

Bitte, erfüllen Sie ihnen diesen Wunsch, und tun sie das!

Im Gespräch können Sie einen Kontrollblick durch das Zimmer werfen, ohne dass Sie das Interesse ihr/ihm gegenüber, verlieren.

Ihren Blick von zu Pflegenden abzuwenden, könnte beleidigend wirken. Deshalb schenken Sie stets Aufmerksamkeit!

Stolpergefahren beiseite schaffen, oder deren Tischchen näher rücken. Fenster-Vorhängekontrolle > offen/zu? Ob die Polster/Decken auf der Couch ordentlich gerichtet sind. In der Zwischenzeit, stellen Sie kurze Fragen! Das zeigt von Interesse, und die Bewohnerin oder der Bewohner fühlt sich dadurch wertgeschätzt.

Nicht als „Abfertigungsobjekt" wie in einem Krankenhaus behandeln!

Ich weiß, das klingt hart! Aber genau so ist es. Denn in einem Krankenhaus wird einem nicht viel Zeit gegeben, um mit Patientinnen/Patienten ein „Plauscherl" (kurzes Gespräch) einzuplanen. Würde jedoch viel zum Wohlbefinden der Patientin/ des Patienten beitragen.

Im sozialen Bereich

Ich rede von Kundinnen/Kunden, die sich zu Hause in ihren vier Wänden betreuen lassen. Besondere Vorsicht ist dabei geboten! Denn das eigene Heim ist das Wertvollste, was diesen Menschen noch geblieben ist. Man sagt, der Kunde ist König! Deswegen sollten all deren Wünsche erfüllt und respektiert werden. Auf keinen Fall deren Meinung verändern. Erledigen Sie die Pflege genau so, wie es verlangt wird, einschließlich Aufräumarbeiten im Haus. Ja nicht anders! Denn, wie ich schon erwähnte: Der Kunde ist König!

Geben Sie ihrer Arbeit, eine persönlichen Note. Über die nur Sie verfügen. Seien Sie ordentlich, höflich oder lassen Sie sich eine nette Geste einfallen!

Zum Beispiel, beim Verlassen des Zimmers. So eine persönliche Note kommt sehr gut an! Sie werden sehen, welch positive Auswirkung/Nachrede Sie dadurch erreichen werden.

Jeder ihrer Kolleginnen/Kollegen wird wissen, **Sie waren da!**

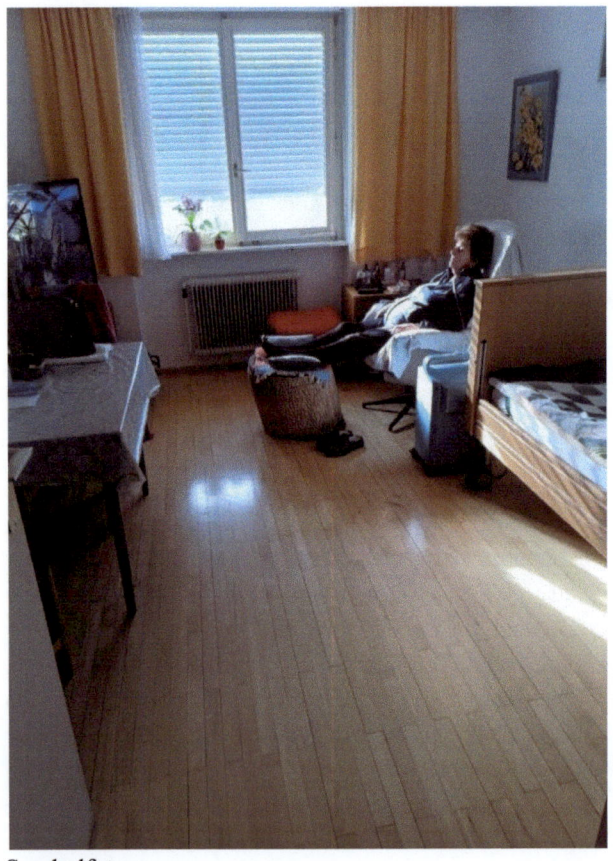

Symbolfoto

Begegnungen

Ich habe in Österreich in sechs Bundesländern in Altenpflegeheimen gearbeitet. Insgesamt sind es dreizehn an der Zahl. In Salzburg, waren es drei Pflegeheime und in Vorarlberg auch drei. Insbesondere hatte mich die Pflege in der Schweiz interessiert, weil alle Österreicher in dieser Branche andauernd davon sprachen, dass dort die Ausübung der Pflege besonders sei.

Schließlich war meine Neugierde so groß, dass ich den Hunger nach Wissen „besser zu werden" stillen wollte und auch dort Erfahrung sammelte.

Im Laufe der Jahre habe ich viele Menschen kennen gelernt. Nicht nur Kolleginnen/Kollegen und die Heimleitung, sondern die vielen Bewohnerinnen und Bewohner haben es mir besonders angetan. Darunter waren einzelne Personen, mit denen ich eine engere, freundschaftliche Beziehung aufbauen konnte.

Vorsicht ist geboten! Bei solchen, mit denen man einen besseren „Draht" zur Kommunikation hat. Hier ist es schwierig, sich nach der Arbeit abzugrenzen. Besonders, wenn diese Menschen eine schwerwiegende Erkrankung mit sich tragen. Sie schütteten ihr Herz bei mir aus. Erzählten von ihrem Leid, ihrem Leben, von den „bösen" Verwandten, von den Nachbarn. Doch am meisten wurde über die Mitbewohnerinnen/Mitbewohner erzählt, oder sie haben sich, im wahrsten Sinne des Wortes, das „Maul" über sie zerrissen! Ich hörte einfach nur zu, war für sie da, obwohl, ich oft nicht viel Zeit hatte. Trotzdem waren diese Geschichten so interessant, fesselnd, dass ich ihnen aufmerksam zuhörte.

Ohne dass ich es merkte, erfuhr ich deren Geschichte, für die eigentlich in keinem Pflegeheim wirklich Zeit vorhanden war.

Außer den Informationen, die bei der Aufnahme/Anamnese gesammelt wurden, wusste man kaum etwas über die Bewohnerinnen/Bewohner. Wichtige Details, die für die Pflege von enormer Bedeutung sind, fehlten.

Ich kann mich gut erinnern, als ich in Wien als „Springer" arbeitete, kam es zu einer Aufnahme von einer ca. fünfundsiebzigjährigen vornehmen Dame. Sie hat sich absolut nicht pflegen lassen. Alle Tätigkeiten, wurden vehement abgelehnt. Alle meine Kolleginnen/Kollegen versuchten ihr Glück bei ihr. Niemand gelang der notwendige Zugang! Alles wurde versucht! Die Stationsleitung war ebenso ratlos. Schließlich kam es zu einer größeren Sitzung, bei der auch der Primar des Hauses anwesend war. Sie dauerte den ganzen Vormittag. Es war der lange Tisch links im Speisesaal. Nach dem Frühstück, zogen sich die Bewohnerinnen/Bewohner in deren Zimmer zurück. Folglich war der Saal leer und dem Gespräch, bei dem auch die Dame anwesend war, stand nichts mehr im Wege. Es war unglaublich, welche Geschichte da zum Vorschein kam!

Sie hatte eine Tochter die im fünfzigsten Lebensjahr verstorben war. Darüber kam sie nie hinweg!

Am nächsten Tag, ließ sich die vornehme Dame bei der Grundpflege helfen. Niemand hatte geahnt, dass diese Blockade einen Menschen so verschließen kann, und infolgedessen die Compliance einfach nicht zu Stande kam. Sie war wie ausgewechselt, freundlich.

Mit dem Lächeln dauerte es zwar noch einige Tage. Trotzdem war das Gespräch ein Erfolg!

Eines Tages wurde ich in den sechsten Stock beordert, um dort für einige Wochen, auszuhelfen.

Die Stationsschwester führte mich durch die Abteilung, sodass ich mir ein Bild von den Bewohnerinnen/Bewohnern machen konnte.

Bevor wir in das letzte Zimmer hinein gingen, klärte sie mich über die darin zu pflegenden Personen auf.

Sie sagte, die Dame, die beim Fenster im Bett liegt, ist besonders schwierig. Denn sie befindet sich im Wachkoma und könnte mit ihren Armen ausschlagen. Ich sollte vorsichtig sein. Ich liebe Herausforderungen! Speziell bei diesen mit erschwertem Zugang. Nachdem wir das Zimmer betraten, blickte ich mich um. Da lag sie, mit einer Haltung, die für Apalliker typisch ist. Wie eine Mumie. Mit gestrecktem Körper, beide Arme auf der Brust abgewinkelt, überkreuzt. Die Fäuste waren so fest geballt, dass man ihr die Kraft und Energie, die sie dafür aufbrauchte, förmlich ansah. Werden die Handflächen nicht regelmäßig gepflegt, kann es zu offenen Wunden kommen. Ich näherte mich ihr, mit kleinen Schritten. Ihre Augen waren halb geöffnet. Der Blick starr auf die Decke des Zimmers gerichtet.

„Hallo, ich bin der Pfleger Berthold", flüsterte ich ihr leise zu. Während dessen, legte ich vorsichtig meine Handfläche auf den Handrücken einer Faust, umschloss diese und tat dasselbe mit der anderen.

Dann versuchte ich behutsam, ihre Arme nach unten zu beugen, um der Kontraktur entgegen zu wirken. Damit wollte ich Entspannung schaffen, was mir auch gelang. Nach dieser kurzen Begegnung verließen wir das Zimmer. Die Stationsschwester schloss die Tür hinter uns zu, blickte mich mit großen Augen an und sagte, das hat von uns auf der Station noch keiner geschafft. Großartig!

Ich fühlte mich geschmeichelt, und insgeheim habe ich mir damit selbst bestätigt, dass ich für diesen Beruf geboren bin.

Bei manchen Situationen, wo es nötig war, hatte ich immer schon viel Geduld. Das wurde mir auch an einigen Arbeitsstellen in der Privatwirtschaft schon oft nach gesagt.

Nach drei Wochen, wechselte ich in den ersten Stock. Die Demenzabteilung! Dort fühlte ich mich besonders wohl.

Drei Monate pure Herausforderung! Und das an jedem einzelnen Tag.

Es waren einige dabei, die einfach ihren eigenen Kopf hatten, und man musste sich richtig, richtig Mühe geben um mit der Pflege voranzukommen. Nicht einfach, denn schließlich gab es elf zu Betreuende auf der Station. Und wenn drei von ihnen nicht complianed waren, musste man sich schon mal ordentlich anstrengen.

Der Nachtdienst hatte gerade erst begonnen, als ich einen Anruf auf meinem Privattelefon erhielt. Es war wichtig! Wie gesagt, ich befand mich im ersten Stock. Eine ca. fünfundzwanzig Meter große halbrunde Terrasse umgab den Außenbereich. Der Schließmechanismus der Terrassentür, eigentlich war es der Handgriff, arbeitete nicht einwandfrei. Ehrlich gesagt, der Griff war ziemlich marode. Der weiße Lack war teilweise abgewetzt und der Griff wackelte, als würde er jederzeit abfallen.

Ich verlasse normaler Weise immer ein Gebäude, wenn es möglich ist, um ein gutes Signal zu empfangen. Wie auch an diesem Abend ging ich nach draußen.

Ich stand also im Freien und schlenderte während des Telefonats hin und her.

Obwohl ich mich beeilte, denn man konnte die Aufsichtspflicht der zu Betreuenden nicht vernachlässigen, war ich so vertieft in das Gespräch, dass ich gar nicht bemerkte, dass ich schon ca. fünf Meter von der Tür entfernt war.

Mit meinem nicht vom Telefon verdeckten Ohr hörte ich plötzlich ein Geräusch. Mit zügigen Schritten bewegte ich mich in Richtung Terrassentür, dabei telefonierte ich weiter. Das Terrassen Licht spiegelte sich in der Glastür und ich konnte gerade noch verzerrt einen Bewohner dahinter erkennen. Er legte seine Hand auf die Schnalle und drehte diese nach unten, sodass sich die Tür von innen verriegelte. Dabei grinste er mich freundlich an. „Shit!", das war der erste Gedanke, der mir durch den Kopf schoss!

Ich legte sofort auf und rief den Portier an, der Gott sei Dank, noch im Haus war. Nachdem er mir die Tür geöffnet hatte, brachte ich den Bewohner wieder zurück in sein Zimmer. Ich hatte Glück, dass ich die Nummer von meinem Retter, eingespeichert hatte!

Die Begegnung mit einer Mitarbeiterin der anderen Art erfuhr ich in Vorarlberg. Sie war Stationsschwester mit drei Jahrzehnten Erfahrung. Meine persönliche Meinung? Egal in welcher Branche, am besten sind Fachkräfte im siebenten Arbeitsjahr. Denn, wenn Sie den Begriff „berufsblind" kennen, werden Sie gleich nach meiner nächsten Geschichte verstehen, was ich damit meine.

Eine sehr nette Bewohnerin, ich erinnere mich genau, als wäre es gestern gewesen. Sie hatte ihr Zimmer gleich neben der Küchennische.

Man hatte mit ihr nicht viel Pflegeaufwand. Die Pflege beschränkte sich lediglich darauf, sie um Punkt sieben morgens zu wecken, ihre beiden Unterschenkel mit einer schmerzlindernden Salbe einzucremen und ihr beim Pullover anziehen zu helfen. Denn sie konnte den einen Arm, nur bis in Schulterhöhe heben, dann fingen auch hier die Schmerzen an.   Alles andere, erledigte die nette, freundliche Dame selbst.

Sie war sehr bescheiden, belohnte jeden Mitarbeiter beim Verlassen des Zimmers mit Schokolade.

Es war kurz vor sieben Uhr am Morgen. Ich ging in ihr Zimmer, um nach ihr zu sehen. Sie schlief noch. Also ließ ich sie, rücksichtsvoll wie ich nun mal bin, schlafen. Fünfzehn Minuten später weckte ich sie mit einer Beschwerde von ihr, die gerechtfertigt war. Sie hat mir ihren morgendlichen Ablauf penibel genau erklärt. Natürlich hat sie dem Pflegepersonal vorgeworfen, warum es nicht möglich ist, sie pünktlich zu wecken. Ich erkannte, dass ihr das sehr wichtig war, um diese Zeit geweckt zu werden. Also tat ich das in Zukunft. War ja nichts dabei.

Ich musste nur die morgendliche Reihenfolge meiner Arbeitsschritte anders anordnen. Das tat ich auch, und sie war glücklich.

Zurück zu dieser Stationsschwester. Sie kam meistens, zehn Minuten nach sechs Uhr, setzte sich zum Stützpunkt und packte ihr Frühstück aus. Gemütlich holte sie sich Kaffee aus dem Büro und schlenderte zurück, wo sie sich ausgebreitet hatte.

Wenn sie Dienst hatte und ich mit ihr auf diesem Trakt des Pflegeheimes eingeteilt war, musste ich mich um einen Teil der Gruppe der Bewohnerinnen/Bewohner kümmern, wo diese nette Bewohnerin nicht auf meiner Liste stand. Die Stationsschwester war also für sie zuständig.

Zwölf Minuten nach sieben habe ich sie darauf angesprochen, warum sie nicht um sieben die besagte Dame aufwecken würde. Sie rechtfertigte sich so.

Nein, das tut sie nicht! Sie meinte, wenn man das einmal macht, dann will sie das jeden Tag. Und das geht nicht!

Es folgen dann ständig neue Tätigkeiten, die wir für sie durchführen sollten, eine nach der anderen. Das nimmt kein Ende! Schließlich haben wir jede Menge anderer Aufgaben, die wir zu erledigen haben! An all den vier Tagen, wo ich mit ihr gemeinsam Dienst hatte, verhielt sie sich gleich. Die Dame tat mir Leid. Manchmal ging ich einfach in das Zimmer der Dame, und weckte sie. Erfüllte meine Pflicht der Pflege, und die Dame war überglücklich. Mein Lohn, eine Schokolade :-)

Nicht in das Zimmer zu gehen, wenn jemand läutet oder die Hilfe einer zu pflegenden Person zu ignorieren/verweigern, ist grob fahrlässig!
Es gibt KEINE Ausnahmen!

Keine Entschuldigung rechtfertigt > das Nichthandeln!

Sie müssen immer mit dem Schlimmsten, rechnen!
Es könnte sich, um einen NOTFALL handeln.
Ein gutes Beispiel hierfür ist eine Geschichte aus dem wahren Pflegeleben, einer ausgezeichneten Lehrerin, die ich einst hatte.
Es ging im Unterricht genau um dieses Thema, der „Zimmerglocke".
Sie hatte Nachtdienst, und ging ihren Rundgang, den sie wie üblich, alle drei Stunden wiederholte. Den Gang entlang, um nach dem Rechten zu sehen. Nicht bei allen Bewohnerinnen/Bewohnern öffnete sie die Türen, um zu kontrollieren ob, diese auch in ihren Betten schliefen oder irgendwelche auffälligen Geräusche zu hören waren. Beim Passieren des Zimmers einer Bewohnerin packte sie plötzlich, ein eigenartiges Gefühl. Ihre Intuition machte sich bemerkbar. Der Gedanke ließ sie nicht los, dass irgendetwas mit der Bewohnerin nicht stimmte.

Sie ging zurück und sah nach der Dame. Ihre Intuition gab ihr recht. Sie betrat das Zimmer, näherte sich leise in Richtung Bett. Bis zu den Schultern ragte die Decke und es schien, als würde die Bewohnerin ganz normal schlafen. Doch so war es nicht! Meine Lehrerin hob die Decke, und sie konnte ihren Augen nicht trauen, was da zum Vorschein kam.

Sie hatte sich mit einer Schere an beiden Händen die Pulsadern aufgeschnitten. Das ganze Bett war unter der Decke voller Blut, das sie vorher nicht sehen konnte. Es war zu spät, denn sie hatte bereits zu viel Blut verloren und keinen Puls mehr.

Ein tragisches Ende mit großem Lerneffekt für uns alle.

Kontrolliere, **BEVOR** etwas passieren könnte!

Intuition weist uns den Weg

Ein Erlebnis in Salzburg schockierte mich zu tiefst!

Es war an der Zeit, die Bewohnerinnen/Bewohner zu Bett zu bringen. Kurz nach dem Abendessen fingen wir damit an, einen nach dem anderen in ihr/sein Zimmer zu bringen. Meine Kollegin positionierte eine demente ältere Dame in den Leibstuhl, schob diese vor das Waschbecken im Bad. Dabei fixierte sie beide Feststellbremsen des Leibstuhls. Da in einer viertel Stunde die Dienstübergabe stattfinden sollte, eilte sie hastig in das nächste Zimmer, um bei der anderen Bewohnerin mit der Abendtoilette weiter fortzufahren.

Später, als ich mit meiner Gruppe fertig war, sie lagen alle in ihrem Bett, ging ich durch die Gänge, um meiner Kollegin zu helfen. Ich ging von Zimmer zu Zimmer. Erfolglos! Ich konnte meine Kollegin nicht finden. Eigenartig, dachte ich mir!

In dem Zimmer, wo die demente Dame beim Waschbecken platziert war, traute ich meinen Augen nicht! Sie hatte sich am Waschbeckenrand mit ihren Händen hochgezogen. Dabei kippte sie zur Seite in die Dusche. Schlug mit ihrem Kopf auf dem harten Fliesenboden auf. Der Boden des Badezimmers war Blut überströmt. Sie jammerte. Ich reagierte sofort. Hob die Dame hoch in den Leibstuhl und versorgte sie mit Verbänden.

Bei der Dienstübergabe sprach ich meine Kollegin sofort darauf an. Was sie sich dabei gedacht hatte, die Bremsen des Leibstuhles zu fixieren?

Denn dies ist rechtlich nur gedeckt, wenn eine Pflegeperson bei der betroffenen Person dabei bleibt, sprich, sie darf sich vom Rollstuhl/Leibstuhl nicht entfernen!

Alles, was sie zu ihrer Rechtfertigung sagte, war: „Ich hatte keine Zeit! Denn ich musste ja noch die anderen in deren Zimmer bringen."

Am nächsten Morgen, konfrontierte ich die Heimleiterin mit dem Vorfall.

Sie meinte: „Mach dir darüber keine Gedanken, die Kollegin hat nur noch ein Jahr zur Pension!"

Meine Enttäuschung darüber war sehr groß, denn ich konnte dagegen nichts tun.

Es ist nun einmal so, dass einem selbst als einfachen Mitarbeiter in einer Krankeneinrichtung die Hände gebunden sind. Eine gezielte Beschwerde kann sogar nach hinten los gehen.

So erging es mir in Wien in dem Heim, welches ich vorher schon erwähnte.

Ich hatte Nachtdienst mit einer Kollegin, die ich zuvor noch nie auf der Station gesehen hatte. Eine gepflegte Inderin. Meine ersten Gedanken waren, dass ich von dieser Person sicherlich einiges lernen könnte, denn ich war erst drei Wochen in dem Haus. Die Dienstübergabe war vollendet, und meine Kollegin und ich fingen mit dem Abenddienst an. Zuerst stellten wir uns den Abwurfwagen auf den Gang, nahe genug dem Zimmer, wo wir die/den ersten Bewohnerin/Bewohner pflegerisch versorgten. Auf ihren Wunsch hinauf begleitete ich meine Kollegin, um ihr zur Hand zu gehen, wenn sie Hilfe benötigte.

Ein Schock durchfuhr mich, als ich sah, wie meine Kollegin die zu versorgende Bewohnerin berührte.

Die zu pflegende Person lag im Bett und schlief. Meine Kollegin ergriff ihr Handgelenk und riss/zog sie zur Seite, um den Intimbereich zu säubern.

Und mit einer frischen Einlage zu versorgen. Ich dachte zuerst, dass sie schon wissen würde, was sie tut.

Doch diese Arbeitsweise zog sich durch den gesamten Nachtdienst. Ich war ja erst drei Wochen in diesem Pflegeheim und konnte nicht schon zu Beginn „aufdrehen!" Gegen die Art und Weise der Pflege in dem Haus mein Wort erheben. Schließlich, waren wir beim morgendlichen Rundgang bei der letzten zu versorgenden Bewohnerin, angelangt.

Diese, war „eingestuhlt!" Wir mobilisierten sie in ihr Badezimmer, um den Intimbereich zu waschen und mit einer frischen Einlage zu versorgen.

Meine Kollegin zog ihr die Einlage herunter, wechselte diese auf eine Tageseinlage, wusch den Intimbereich und zog die frische Einlage hoch, ohne abzutrocknen! Dann reichte es mir! Ich konfrontierte sie mit ihrer völlig absurden, nicht fachlichen Arbeitsweise. Sie meinte: „Wir haben keine Zeit. Es ist noch so viel zu tun!"

Nachdem der Dienst zu Ende war, fuhr ich mit dem Lift in den Keller, um mich umzuziehen. Ehrlich gesagt, hatte ich ein furchtbares dumpfes Gefühl in der Magengegend.

Den Bewohnerinnen/Bewohnern diese Pflege zuzumuten, konnte ich mit meinem Gewissen nicht vereinbaren. Eine Kollegin mit einer solchen Arbeitseinstellung ist nicht tragbar. Ich ging nach oben zum Portier und verlangte, dass er die Oberschwester über sein Telefon herbei holen solle. Doch diese war nicht erreichbar. Laut Uhrzeit sollte sie schon im Haus sein und wäre dazu verpflichtet gewesen, abzuheben.

Erfolglos fuhr ich zuerst mit der Bahn zu meinem Auto, denn ich musste mich um den Parkschein kümmern. Vor meinem Fahrzeug angekommen, ließ mich der Gedanke nicht los, wie die Nacht verlaufen war. Den Parkschein erneuert, rief ich die Oberschwester selbst mit meinem Telefon an. Sie hob ab!

Ich schilderte ihr die Horrornacht mit dieser Kollegin. Sie meinte, da gehört sehr viel Courage dazu, um so einen Vorfall zu melden, trotzdem müsste ich nochmal vorbei kommen, denn sie muss ein Mail über dieses Ereignis schreiben. Ich machte mich auf den Weg, und sie nahm den Vorfall schriftlich auf. Dann entließ sie mich nach Hause. Der Nachtdienst ereignete sich von Freitag auf Samstag. Am folgenden Montag kam es zu einer Anhörung.

Früh morgens kam ich zur vereinbarten Uhrzeit, setzte mich vor das Direktionszimmer der Oberschwester. Lautes Geschrei war zu hören. Plötzlich war es still! Meine Kollegin lief mit ihrem Mann aus dem Büro.

Sie sah mich mit bösem, erzürnten Blick an und eilte Richtung Ausgang. Keine Ahnung, warum sie ihren Mann mit hatte? Am Samstag darauf hatte ich erneut Nachtdienst, und ich wunderte mich, warum die Oberschwester auch anwesend war. Sie warf mir vor: „Wegen Ihnen muss ich nun das gesamte Pflegepersonal kontrollieren, und Sie sehen die ganze Nacht zu, wie eine Kollegin nicht fachgerecht arbeitet? Sie sind auch Mitschuld!"

Ich wusste, dass es richtig war, den Vorfall zu melden und erklärte ihr, dass so eine Pflegeperson eigentlich in der Pflege nichts zu suchen hat.

Tage darauf arbeitete ich auf meiner Station. Einige Kolleginnen/Kollegen gaben mir recht. Ich hatte völlig korrekt gehandelt. Sie meinten, dass diese Kollegin schon längst eine Verwarnung erhalten hätte sollen. Ich fragte mich insgeheim, warum hatte dagegen noch nie jemand etwas unternommen? Letztendlich war ich der, der der böse Engel war! Trotzdem war ich froh, ein Zeichen gesetzt zu haben.

Vertreten Sie Ihre Kompetenz! Sie wissen, wie Pflege zu erfolgen hat! Sie haben genug Prüfungen abgelegt, um genau zu wissen, was Recht und was Unrecht ist! Zeigen Sie Courage, und schützen Sie wehrlose Patientinnen/Patienten und Bewohnerinnen/Bewohner vor

GEWALT in der Pflege!

Nicht wegschauen, wie es viele tun!

Denn, wenn Sie soweit sind, dass Sie ihren Job nur noch erledigen, weil sie nach Hause wollen und den Lohn dafür so oder so am Monatsende erhalten, dann denken Sie darüber nach, schleunigst ihren Beruf zu wechseln!

Pflege ist mehr, als nur den „Hintern" abzuwischen! Dieses Thema, wurde in der Ausbildung oft genug angesprochen. Das versteht man erst, wenn einige Jahre in der Pflege gearbeitet wird.

So erging es mir in Salzburg. Bei einem Bewohner musste die gesamte Pflege übernommen werden. Er hatte damals eine hohe Position beim Militär.

Schlaganfall und gezeichnet von Parkinson war sein Krankheitsbild. Er beugte sich bei jeder Pflegehandlung ständig mit dem Oberkörper nach hinten. Das kostete viel Kraft und Energie.

Doch das war nicht das Problem!

Die Schwierigkeit war seine Frau! Sie kam jeden Tag, oft blieb sie den ganzen Tag. Sie machte Vorschläge, viele Vorschläge, wie wir die Pflege bei ihrem Mann besser durchführen könnten. Es war in gewissem Maße hilfreich. Doch sie erkannte oft nicht ihre Grenzen. Sie versuchte, den Pflegeablauf im Haus zu ändern.

Es war wirklich mühsam. Jeden Tag hoffte man, dass sie nicht kommt. Die Heimleiterin hat mit ihr des Öfteren darüber geredet.

Doch es hat sich nichts geändert. Man ist dankbar, wenn Angehörige einem die Arbeit, zum Beispiel beim Essen eingeben abnehmen. Doch selbst das konnte die Ehefrau nicht richtig durchführen. Sie dachte ständig, ihr Mann müsse immer alles aufessen, obwohl er nicht dazu in der Lage war. Sie rühmte sich damit, und zeigte stolz dem Pflegepersonal den leeren Teller.

Tja, wie geht man mit so einer Angehörigen um? Man sollte Angehörige in die Pflege miteinbeziehen. Doch es gibt Grenzen! Wenn die Angehörigen nicht belehrbar sind, kann man allerdings nichts dagegen unternehmen.

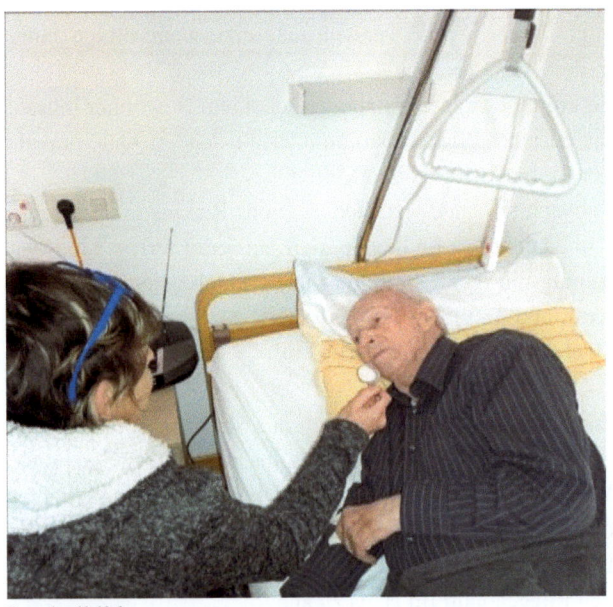

Symbolbild

Erneuerung in der Pflege

Ein Thema, das zurzeit in aller Munde ist. Ich werde oft darauf angesprochen, was ich ändern würde.

Die Politik spricht von Gehaltserhöhungen, um das Arbeiten im Gesundheitsbereich schmackhafter zu machen. Ist notwendig, aber keine Lösung. Mehr Pflegekräfte zu integrieren, ist auch ein oft genannter Vorschlag. Doch finde ich es absurd, diese aus dem Ausland herbeizuschaffen. Logische Frage: Gibt es in Österreich kein qualifiziertes Personal? Doch, gibt es! Nur, die Politik findet keinen Weg, um uns Österreicher dazu zu motivieren! Anscheinend ist die Politik zu uninteressiert, um andere Strategien in Erwägung zu ziehen und darüber zu diskutieren.

Es spricht sich herum!

Genau das ist ein weiteres Problem und stellt die Pflege als ein sehr anstrengendes, stressiges und unsauberes Arbeitsumfeld dar. Dazu kommt noch, dass die Arbeitskräfte überlastet sind. Ständige Ausfälle durch Krankenstände. Ständiges Einspringen der Pflegekräfte zermürbt selbst die engagierten Bediensteten. Die Krankenstände arten so dermaßen aus, dass die Betroffenen schließlich das Handtuch werfen und kündigen.
Somit ist der gegenwärtigen Situation nichts mehr hinzuzufügen.

Anstatt das Personal zu fördern, zu loben, mit einem zusätzlichen freien Tag zu belohnen, oder wenigstens eine Stunde früher nach Hause gehen zu lassen, bekommt man noch eins oben drauf gesetzt. Bitte noch mehr arbeiten, durchhalten, weiter einspringen! Und dabei ändert sich gar nichts.

Das lässt leider viele gute Bedienstete ausbrennen und nach dem Ausgebrannt sein sehen viele nur noch einen Ausweg – die Kündigung. Arbeitskräfte sind kognitiv und körperlich am Ende, indem sie mindestens zwei- bis dreimal im Monat oder mehr für eine/n ausgefallene/n Kollegin/Kollegen einspringen müssen. Irgendwann reicht es! Und so kommt es, dass die zu Pflegenden am meisten darunter leiden.

Ständig ein neues Gesicht zu sehen, das einem an die Wäsche geht, ist für jeden unangenehm!

Dazu kommt noch, dass eine neue Pflegeperson erst eingeschult werden muss. Was für die "illi curandum" äußerst unangenehm ist.

Die beste Pflege ist Bezugspflege. Damit meine ich, auf längere Sicht gesehen nur ein oder zwei Pflegepersonen. Somit kann sich die/der Betroffene auf die Pflegekraft einstellen und fühlt sich bei den Pflegehandlungen wohl.

Zurück zu dem „Es spricht sich herum!"

Wer möchte in einer Einrichtung arbeiten, wo im Volk herumerzählt wird, dass die Arbeit sehr anstrengend ist? Den ganzen Tag nur Toilette-Angelegenheiten erledigen. Das mit der Toilette habe ich absichtlich erwähnt, denn auf diese Tätigkeit wird die Pflege letztendlich reduziert.

Pflege ist mehr! Doch das erkennt man erst dann, wenn ein längeres Arbeitsverhältnis in der Pflege vorliegt. Erst dann, versteht eine Pflegekraft, worum es in der Pflege eigentlich geht.

Wie wir alle wissen, steht die/der zu Pflegende im Mittelpunkt der Pflege und nicht die Büroarbeit.

Alles, wirklich alles rund um die betroffenen Personen muss in die Pflege mit einfließen. Erst dann, kann man den einzelnen zu Pflegenden verstehen. Es ist das gesamte Pflegegeschehen, welches eine zu pflegende Person umgibt. Leider wird das im Volk nicht kommuniziert.

Das Volk reduziert Pflege auf „Hintern abwischen!"

In Salzburg Land habe ich in einem Pflegeheim gearbeitet, wo meine Kolleginnen/Kollegen einige Male über andere Pflegeheime im Umkreis ihre Meinung abgaben. Ich spitzte meine Ohren, denn ich wollte wissen, warum meine Kolleginnen/Kollegen gerade hier, in diesem Haus, arbeiteten.

Sie meinten das Pflegeheim auf der anderen Seite der Stadt und das Heim im Nachbarort ebenso. Diese seien schlecht geführt. Ständige Streitereien zwischen dem Personal, Gruppenbildungen zwischen Pflegepersonal, jeder zerreißt sich das „Maul" über jeden im Haus. Egal ob Personal oder über die Wehrlosesten in unserem Beruf, die zu Pflegenden.

Wer will schon in einem Pflegeheim arbeiten, wo solche Intrigen, „Tratschereien" vorkommen?

Genau das ist das Problem!

Generell habe ich in Salzburg und in Vorarlberg eine bessere Zusammenarbeit als in den übrigen Bundesländern, wo ich gearbeitet habe, erlebt.

Absolut respektvolles, miteinander arbeiten! Niemand vom gesamten Personal hat grundlos herumgeschrien, sowie ich das persönlich in Niederösterreich erleben musste, speziell in der Ausbildung!

Wertschätzendes, zuvorkommendes miteinander Arbeiten des gesamten Hauses kann den Arbeitsplatz extrem angenehm gestalten und sich positiv auf die zu Pflegenden auswirken!

Eine Gehaltserhöhung allein wird nichts ändern!

Menschen in der Pflege müssen ihren Stress im Zaum halten und ihn nicht bei Kolleginnen/Kollegen und schon gar nicht bei den zu pflegenden Personen auslassen. Das gilt auch für die Leitung des Hauses. Wäre ich Chef in einer Firma (war ich ja schon mal), dann wäre mir jeder einzelne Angestellte wichtig! Nicht so, dass die Nr. sowieso nicht richtig funktioniert und auf dieser ständig herum „gehackt" wird!

Personal fördern, nicht herabwürdigen!

Ein Erlebnis auf einer Station werde ich nie vergessen! Der zuständige Arzt hat sich bei jeder Dienstübergabe immer zu uns Mitarbeitern gesellt.
Er mischte sich nirgends ein, hörte nur still sitzend zu. Auch bei den Visiten setzte er sich ans Bett der Patientinnen/Patienten, hörte ihnen aufmerksam zu und entschied, welche Therapie für deren Genesung am besten sei. Ausgezeichneter Arzt! Meine Meinung.

Sich Zeit nehmen und einfach nur zuhören!

In der heutigen Arbeitswelt meistens undenkbar. Viele Fehler könnten so vermieden werden! Und die "illi curandum", aber auch ihre Kolleginnen/Kollegen werden es ihnen Danken.

Denn sie schenken dadurch Aufmerksamkeit! Genau in diesem Moment, sind sie für jemanden voll und ganz da.

Ein Fehler, den ich bei Diskussionen/Sitzungen um Lösungen zu finden, beobachtet habe, egal in welcher Branche, besteht darin, dass sich immer nur Personen zusammen setzen, die eine Führungsposition innehaben. „Fachidioten", die über ein Problem diskutieren, jedoch nicht wirklich an der Front mitarbeiten. Meistens sitzen diese Leute im Background, also in irgendeiner Etage im Büro. Lassen sich nur ab und zu beim Geschehen der tatsächlichen Arbeit blicken. Glauben, sie bekommen alles mit, was sich zwischen den Zeilen, der eigentlichen Arbeit, abspielt. Damit meine ich, wie das Personal miteinander umgeht. Die eigentlichen Probleme werden nicht erkannt! Die Ursache wird nicht an der Wurzel gepackt. Pragmatisches Denken steht im Vordergrund > Das Problem! Es wird nicht zugehört.

Würde man mit dem Personal persönlich, nicht nur per e-mail kommunizieren, wäre es besser! Ein Gespräch über das Wohl des Arbeitsplatzes mit jedem einzelnen unter vier Augen würde mehr bezwecken. Dann wäre das eigentliche Problem besser erkennbar.

Ich habe in einer Firma gearbeitet, da hat sich der Chef jede(n) einzelne(n) Mitarbeiter(in) kurz vor Weihnachten ins Büro geholt, um sich ein Bild über das Wohlbefinden seiner Schützlinge zu machen.

Er hat sich für jeden zehn bis fünfzehn Minuten Zeit genommen. Am Ende jedes Gespräches hat er ein Kuvert mit einem Weihnachtsbonus überreicht. Ein kleines Dankeschön, eine kleine Anerkennung, die bei manchen Kolleginnen/Kollegen fast einem Viertel der monatlichen Entlohnung entsprach. Nicht zu vergessen, dass es sich in dieser Firma um vierzig Angestellte handelte. Toller Chef!

Diese Vorgehensweise wäre absolut vorbildlich, doch niemand will sich die Zeit heutzutage nehmen, geschweige die persönliche Meinung, der Mitarbeiterinnen/Mitarbeiter, anhören. Wozu auch?
Die Leitung einer Einrichtung glaubt sowieso, dass sie alles weiß. Sicher, gute Führungskräfte haben einen guten Überblick. Fragt sich nur worüber? Folglich wäre es besser, ausgewählte Mitarbeiterinnen/Mitarbeiter in die Diskussionsrunde mit einzubeziehen. Um Probleme, die direkt am Geschehen stattfinden, dem Führungspersonal näher zu bringen. Denn die eigentlichen Arbeiterinnen/Arbeiter, wie in unserem Fall, die mit zu Pflegenden zu tun haben wissen am besten wo der „Wurm" eines Problems beseitigt werden könnte.
Jeder sollte seine Meinung vertreten können. Respektvolles zuhören jedem gegenüber ist Gesetz!
Ich habe persönlich bei Sitzungen erlebt, auch in Krankenpflegeschulen, dass wichtige Personen anwesenheitspflichtig dabei sein mussten. Jedoch ihnen das Wort nicht wirklich erteilt wurde. Hauptsache, im Endprotokoll standen das Ergebnis der Diskussion und die Personen, die anwesend sein mussten. Absolut sinnlos!
Man erkannte, dass eigentlich nur die Meinung der Führungskräfte zählte. Sowie ich zuvor erwähnte, werden Mitarbeiterinnen/Mitarbeiter, die an der Front arbeiten, teilweise von der Mitsprache ausgeschlossen.

Es wäre nicht wichtig, so heißt es, dass jemand aus dem Team bei solchen wichtigen Gesprächen anwesend sein müsste. Gerade diese Pflegekräfte, die direkt mit den "illi curandum" arbeiten wissen, wo es mangelt. Wo es Probleme gibt, die behoben werden müssen. Dinge, die autoritäre Personen nicht wissen können, weil nicht alles bei Dienstübergaben oder Zwischengesprächen ans Tageslicht kommt.

Leider ist in unserer Gegenwart keine Zeit für nicht pragmatisches Denken, um Tatsachen ins Auge zu blicken. Öfters Supervisionen abzuhalten, über das Wohlbefinden des Teams zu sprechen, wäre sinnvoll. Wo gibt es Probleme? Wer kann mit wem nicht arbeiten, aus welchem Grund auch immer?
Gemeinsam Lösungsvorschläge finden, damit meine ich das gesamte Team, um so an ein Ziel zu gelangen. Für ein besseres Miteinander.

Eine Möglichkeit des besseren Zusammenhaltes habe ich in den fünfzehn Jahren im Verlauf meiner vorherigen Tätigkeit, kennen gelernt. Ich habe in Modegeschäften gearbeitet, bevor ich mit der Pflegeausbildung begonnen habe. Oft sind meine Kolleginnen/Kollegen und ich nach Dienstschluss noch ausgegangen. Einfach nur, um den Abend ausklingen zu lassen. Besonders, wenn es ein anstrengender Tag war. Wir suchten uns, ein nettes Cafe oder gingen sogar in die Disko. Wenn ich an die Zeit zurück denke, hatten wir immer viel Spaß.
Was ich damit sagen will ist, dass man die Kolleginnen/Kollegen so besser privat kennenlernt. Die Spannung des „Ja keine Fehler machen" fällt gänzlich weg. Schließlich ist man in der Freizeit! Da kann man ruhig einmal aus der Reihe tanzen.

Sich anders verhalten als in der Firma. Sich blöd stellen, Grimassen schneiden, alles ist erlaubt. Hauptsache, man hat Spaß dabei!

Solche Aktivitäten festigen die zwischenmenschliche Beziehung, im Team. Niki Lauda hat einmal erwähnt, dass er mit den Stewardessen/Stewards in einem Klettergarten war. Dabei lachte er, denn einer der Mitarbeiter war etwas beleibter.

Wenn solche Ausflüge, natürlich jedes Mal in einem „Saufgelage" enden, ist dies auch nicht produktiv. Besser ist es, vernünftige Gespräche zu führen.

Von mir aus auch über die Arbeit. Besprechen Sie Positives, was Sie erlebt haben. Sie können jedoch auch **über Fehler sprechen** und wie Sie damit umgegangen sind. Aber bitte nicht den ganzen Abend, denn schließlich wollen Sie ja ihren Kopf frei bekommen! Pflege verlangt absolute Aufmerksamkeit! Hinzu kommt noch die körperliche Anstrengung. Gönnen Sie sich, einen netten Abend! Versuchen Sie, sich zu entspannen!

Manche betreiben Sport, die/der andere flüchtet zu Videospielen. Einfach nur, um von dem anstrengenden Tag abzuschalten. Jeder sucht sich etwas, um für den nächsten Tag wieder fit zu sein. Vielen reicht es, sich einfach nur vor den Fernseher zu Hause zu setzen und sich berieseln zu lassen. Dies wiederum ist für Ihren Körper nicht gerade das Beste!

Ich kann mir gut vorstellen, dass diese Arbeitskräfte erst einmal heimkommen, sich den Bauch vollschlagen und sich nach dem Essen auf der Couch niederlassen, bis sie müde werden und vor dem TV Gerät einschlafen. Beim Liegen ist die Verdauung um fünfzig Prozent reduziert. Stellen Sie sich vor, dass diese Vorgangsweise nach jedem Arbeitstag stattfindet.

Nach wenigen Monaten haben diese Menschen ein Verdauungsproblem! Dies wiederum wirkt sich negativ auf die Arbeit aus. Denken Sie darüber nach, wie Sie ihren Feierabend sinnvoll gestalten wollen! Schließlich, wollen Sie sich erholen, und nicht nach einigen Wochen krank werden. Achten Sie auf sich! Gestalten Sie Ihre Freizeit so, dass Sie sich vernünftig erholen! Gehen Sie, wenn Sie wissen, dass Sie nächsten Tag arbeiten müssen, früher zu Bett! **Ihr Körper braucht Schlaf!** Geben Sie Ihren Körper die nötige Ruhe, die er benötigt, um stressfrei und ohne Hektik den nächsten Arbeitstag antreten zu können.

Symbolbild

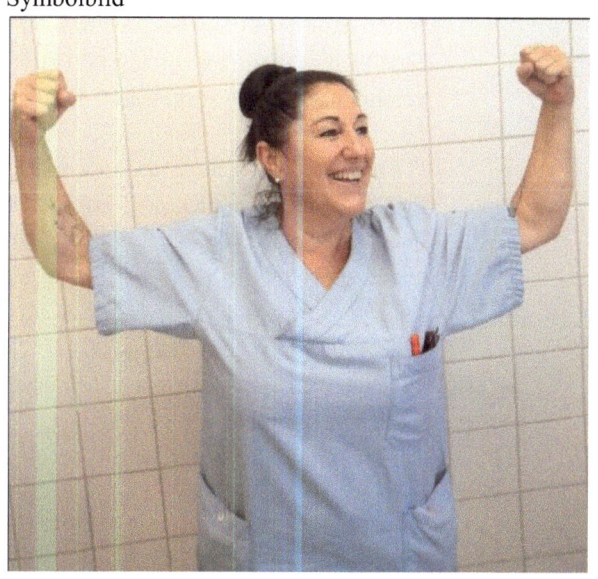

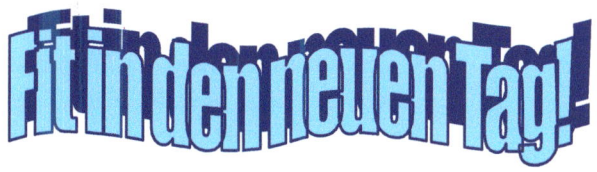

Fehler durch Hektik

Ein kurzer Einblick, welche Fehler ich in meiner bisherigen Laufbahn in der Pflege erlebt habe:

- Kolleginnen/Kollegen haben sich beim heutigen Tag/Datum, geirrt?
- Eine Patientin kam vom OP hoch auf meine Station, wo ich ein Praktikum hatte. Sie hatte zwei Namensbänder auf ihren Handgelenken fixiert. Mit zwei unterschiedlichen Namen. Ich habe den Irrtum natürlich aufgeklärt.
- Medikamente wurden vertauscht. Falsch verabreicht oder vergessen. In das falsche Fach des Dispensers (Tagesschatulle) gelegt. Zudem wurde die Tagesschatulle auch noch irrtümlich bei der/dem falschen Patientin/Patienten abgelegt.
- Falsche Informationen wurden weiter gegeben.
- Termine für Bewohnerinnen/Bewohner wurden verabsäumt.
- Salben an nicht vorgesehenen Arealen aufgetragen.
  Vorsicht, bei Personen, die Antibiotika bekommen!
  Allergische Reaktionen können auftreten!
- Falsche Diensteinteilung des Personals! Falsche Abteilung oder die freien Tage wurden nicht korrekt zugeordnet.

- Mitarbeiterinnen/Mitarbeiter, auch Schülerinnen/Schüler, wurden für Dinge beschuldigt, die eigentlich eine/ein Kollegin/Kollege, „verbockt" hatte!
- Eine Situation, wurde falsch eingeschätzt. Dadurch kann im gesamten Arbeitsablauf einiges schief laufen.
- Pflegehandlungen wurden durch den Wechseldienst falsch bei zu Pflegenden angewandt.
- Irgendwelche erfundenen Daten/Vitalwerte wurden in den PC eingegeben. Aus Zeitmangel!

Wer durch Fehler lernt, sammelt Erfahrung! Deshalb, sollte ein Fehler nicht negativ empfunden werden, sondern überdacht und respektiert werden.

- Warum ist er passiert?
- Was war die Ursache?
- Wie haben Sie reagiert?
- Wie war danach die Bereitschaft, den Fehler zu korrigieren?
- Haben Sie ihn ignoriert, und so getan, als wäre nichts geschehen?
- Wie haben Sie sich danach gefühlt?

Wenn Sie einen Fehler zugeben, egal welche Auswirkung er für Sie oder für die zu Pflegenden hat, zeigen Sie Stärke. Sicher ist es unangenehm! Wer gibt schon gerne zu, etwas falsch gemacht zu haben? Doch mit dem schlechten Gewissen zu leben und so tun, als wäre nichts geschehen, bringt niemandem etwas.

So kommt die Pflege niemals weiter!

Oft werden Fehler aus Angst den Job zu verlieren vertuscht. Es wird einfach weiter gearbeitet. Hoffentlich kommt niemand dahinter!

Fliegt der Fehler nach einiger Zeit auf und nach dem Schuldigen wird weiterhin gesucht, entsteht meistens Missstimmung im gesamten Team.

Misstrauen zwischen den Kolleginnen/Kollegen sammelt sich an. Jeder fragt sich, wer könnte die/der Schuldige, gewesen sein? Wird der Übeltäter nicht entlarvt, zerbricht auf Dauer das Zusammenarbeiten im gesamten Team.

Legen Sie nie zu viel Gewicht auf das Erzählte von Kolleginnen/Kollegen über eine zu pflegende Person!

Meine Kollegeninnen haben mir über den Charakter einer Bewohnerin berichtet. Wie sie früher war und dass sie sich zeitweise noch immer so verhält. Die Bewohnerin leidet seit ihrer Geburt an Kinderlähmung. Ihre Artikulation ist nur schwer verständlich. Sie würgt förmlich die Wörter aus ihrem Mund. Doch kann sie vieles! Sie sitzt im Rollstuhl, hat diese schweren schwarzen, mit hohen Sohlen verarbeiteten orthopädischen Schuhe an. Eine ganz liebe, nette Frau. Sie sagt, genau was sie will, und was sie nicht will.

Man muss ihr nur genug Zeit geben, sodass sie sich mitteilen kann, oder sich zu bewegen. Ohne Hilfestellung ist sie natürlich eingeschränkt.

Meine Kolleginnen meinten, dass sie sehr hinterlistig sei. Ich sollte mich vor ihr hüten. Vorsichtig sein!

Also ich arbeite nun seit sechs Monaten mit dieser liebevollen, schwer beeinträchtigten netten Dame und kann überhaupt nichts über ihren angeblich feindseligen Charakter sagen. Ich habe besonders zu solchen Menschen einen ausgezeichneten Zugang!

Immer, wenn ich den Dienst antrete, lächelt sie mir zu. Dabei verdreht sie den Kopf ein wenig nach links. Ich erkenne jedes Mal, dass sie versucht, mir zuzuwinken, da sie beide Unterarme vor sich anhebt, und mit ausgestreckten, versteiften Fingern erreicht sie gerade noch ihr Kinn. Dann gehe ich auf sie zu und umarme sie. Sie fängt dann mit verzerrtem Gesicht an zu lachen, so gut sie kann. Ich weiß, dass sie sich mit meiner Pflege wohlfühlt.

Nehmen Sie Informationen ihrer Kolleginnen/Kollegen an, jedoch **machen Sie sich immer persönlich ein Bild von einer zu pflegenden Person,** bevor Sie so werden, wie manche, die schon zu lange in der Pflege sind und anfangen, sich über hilflose, beeinträchtigte Menschen lustig zu machen.

Nehmen Sie den Beruf der Pflege ernst! Reflektieren Sie sich, bei jeder Tätigkeit, die Sie direkt an "illi curandum", durchführen. Hinterfragen Sie sich, ob die durchgeführte Arbeit auch für Sie selbst fachlich professionell genug durchgeführt wurde! Möchten Sie selbst, so gepflegt werden, wie Sie es praktiziert haben? Würden Sie sich von Ihren Händen pflegen lassen?

Jeder, der Pflege von Ihnen benötigt, verdient allerhöchste professionelle Aufmerksamkeit!

In jedem Beruf gelangt man, nach einigen Jahren an einen Punkt, an dem man müde wird. Nachlässig, vielleicht sogar schlampig! Doch das wird nicht so leicht passieren, wenn Sie Ihre pflegerischen Handlungen einer persönlichen Prüfung unterziehen. Hinterfragen Sie die Tätigkeit, die Sie gerade durchgeführt haben? Steckt Qualität dahinter? Oder haben Sie nur Ihren Job erledigt?

Eine meiner Lehrerinnen, sie arbeitete fünfundzwanzig Jahre in der Altenpflege, erkannte, dass sie den Beruf nicht weiter ausüben konnte. Sie war ausgebrannt.

Erschöpft, nach all den Jahren. Sie ließ sich umschulen und begann ihr kostbares Wissen als Lehrerin an Schülerinnen/Schüler weiter zu geben. Eine weise Entscheidung, die sie nie bereute!

Die eigenen Grenzen erkennen, und zu sich selbst sagen:
„STOP ! Ich kann nicht mehr!"

Bevor an zu pflegenden Personen Gefahr in Verzug ist, die Sie womöglich selbst verursachen, sollten Sie die Notbremse ziehen und etwas unternehmen!
Bitten Sie um eine Auszeit! Wenn es sich vereinbaren lässt, fordern Sie mehr freie Tage, um Energie zu tanken! Nehmen Sie Urlaub, überdenken Sie, ob sie so weiter arbeiten möchten oder, ob es besser für Sie wäre, die Station zu wechseln?
Vielleicht sagt Ihnen eine Dialyse- oder Laborstation besser zu? Sie müssen ja nicht gleich die Branche wechseln.
Wenn Sie Probleme damit haben mit gewissen Kolleginnen/Kollegen zu arbeiten, dann fragen Sie sich, woran es liegt! Sind es ihre Mitarbeiter oder sind es Sie selbst, dass Ihnen ständig Negatives in die Quere kommt? Versuchen Sie mit Ihnen auszukommen! „Sie müssen Sie ja nicht gleich heiraten", sagt man so in der Gesellschaft. Auf jeder Abteilung sind immer welche dabei, die Querköpfe sind. Trotzdem bleibt Ihnen nichts anderes übrig, als sie so zu akzeptieren, wie sie sind. Natürlich gibt es Stationen, wo Sie absolut keine Einwände an Kolleginnen/Kollegen finden werden. Doch, um solche zu finden, müssen Sie Erfahrung sammeln. Das gelingt Ihnen nur, wenn Sie beruflich, Ihren Horizont erweitern und Stationen/Häuser, wechseln.

Nach acht Jahren, in denen ich meine Arbeit praktizierte, kann ich gezielt zwei Häuser in mein Herz schließen, wo es ausgezeichnete Kolleginnen/Kollegen, die Leitung miteinbezogen, gibt. Ein solches harmonisches Miteinander habe ich sonst nirgendwo anders erfahren. Selbst, wenn Fehler unabsichtlich verursacht wurden, hat man an einer freundlichen Lösung gemeinsam gearbeitet. Niemals ist man diesbezüglich angeschrien oder grob getadelt worden. Vorgesetzte pflegten einen verständnisvollen Umgang. Mitarbeiterinnen/Mitarbeiter wurden nicht herabgewürdigt. Nein, man hat sie ermutigt, sie darauf aufmerksam gemacht, dass sich eventuelle Fehler nicht wiederholen. Doch jeder erwartet sich von Stationen/Häusern etwas anderes. Das ist legitim! Schließlich sind wir Menschen und keine Maschinen. Suchen Sie! Werden Sie fündig! Es gibt so viele Häuser, in denen Sie arbeiten können. Jedes wird unterschiedlich geführt, und nicht jedes wird Ihnen zusagen.

Haben Sie eines gefunden, von dem Sie glauben, das es das Richtige ist, um dort länger zu arbeiten, dann ist es vielleicht genau das, wonach Sie gesucht haben. Störfaktoren gibt es immer. Sie müssen, nur selbst herausfinden, ob Sie mit diesen Hindernissen auf längere Zeit leben möchten oder nicht. Versuchen Sie es einfach! Finden Sie heraus, ob dieses/diese Haus/Station das Geeignete für Sie ist? Das erfahren Sie nur, wenn Sie den neuen Arbeitsplatz ausprobieren. Wer nichts wagt, gewinnt keine neue Erfahrung. Haben Sie keine Angst davor, das Leben ist viel zu kurz, um auf einem Arbeitsplatz zu „verrotten"! Sollte Ihnen die Arbeitsstelle jedoch nach sechs Monaten zusagen, bleiben Sie dort. Wechseln können Sie immer noch! Sie müssen herausfinden, was Ihnen wichtig ist.

Ist es der Lohn, die Kolleginnen/Kollegen, die Leitung, der Weg zur Arbeit? Der Ort, wo sich die Arbeitsstelle befindet? Der Name des Arbeitsplatzes? Um diesen, vielleicht später, bei der nächsten Stelle toll vorzuweisen? Oder die gemütliche Arbeitsweise, die sich dort bietet? All das sind Wünsche, die jedem Menschen unterschiedlich wichtig sind. Ich kenne sehr viele Menschen in unterschiedlichen Branchen, die ihre Arbeit jeden Tag mit Widerwillen verrichten. Ständig gehen sie mit Unlust an ihre Arbeit heran. Fluchen, schimpfen! Über alles Mögliche und trotzdem gehen sie ihrer Arbeit nach, und das jeden einzelnen Tag. Ich frage mich nur, warum? Warum tun sie sich das an? Warum wechseln diese Menschen nicht ihre Einstellung? Aus Bequemlichkeit? Weil sie sich finanzielle, familiäre Handschellen angelegt haben, im Laufe ihres Lebens? Ich kann nur sagen, selbst Schuld! Verbittertes Leben…

Ich habe meinen Job gefunden, und ich kann mit reinem Gewissen sagen, ich liebe diesen Beruf über alles, nein, ehrlich gesagt, habe ich in dieser Tätigkeit meine Erfüllung gefunden. ☺

Das ist nicht jedermanns Sache. Jeder Mensch hat verschiedene Ansichten. Verschiedene Geschmäcker. Was für den einen angenehm erscheint, muss nicht für jeden gleich gelten. Erst heute habe ich die Erfahrung gemacht, dass eine Person, sie war die Erste, die einen Geruch als sehr „übel riechend" empfand, obwohl ich bis zu diesem Zeitpunkt nur positive Resonanz von vielen anderen Menschen über diesen Geruch erfahren habe.

Also nehmen Sie niemals sensorische Empfindungen für allgemein! Besonders, wenn Sie es mit älteren Menschen zu tun haben.

Ein gutes Beispiel hierfür ist, Menschen ab dem fünfundfünfzigsten Lebensjahr reagieren nur auf tiefe Töne. Natürlich hören sie alle Töne, jedoch ist es sinnlos, Leute ab diesem Lebensalter mit schriller Stimme herum zu kommandieren, wie es viele Krankenschwestern tun. Sie denken, dass sie mit lauter Stimme ihre Autorität hervorheben können? Das Gegenteil ist der Fall.

Menschen, die herum schreien, zeigen nur „Schwäche!"

Es wäre besser, diplomatisch mit Verstand an Menschen heran zu treten! Lassen Sie sich niemals von ihren Kolleginnen/Kollegen täuschen, wenn diese behaupten, dass gewisse zu pflegende Personen nichts hören! Ich habe mich selbst oft diesbezüglich täuschen lassen.

Es handelte sich hierbei nicht um das olfaktorische Organ, sondern um das optische einer alten Dame.

Jeder meiner Kolleginnen/Kollegen behauptete, dass sie absolut blind sei. Doch, als ich am Abend bei ihr war und sie beim Abendessen unterstützen sollte, erkannte ich, dass sie sehr wohl sehen konnte. Zuerst reichte ich ihr all die Utensilien, die man für ein gewöhnliches Essen braucht. Um mich nicht zu sehr aufzudrängen, ließ ich sie selbst am Abendessen werken. Siehe da, die ca. achtzigjährige alte Dame aß, als wäre absolut kein physischer Störfaktor vorhanden.

Sie stach gezielt mit der Gabel in jedes Fleischstückchen am Teller und sie fand das Glas, das neben ihrem Teller stand und trank daraus.

Jeder sieht in der Pflege bei zu Pflegenden etwas anderes. Deshalb ist die Bezugspflege nicht immer nur vorteilhaft. Obwohl sie für die Betroffenen viel angenehmer, als der ständige Personalwechsel, ist.

Vieles wird durch die Routine in der Pflege übersehen! Das fängt schon bei der Körperpflege an, wo die optische Hautkontrolle eine wesentliche Rolle spielt. Um Hautveränderungen zu erkennen, muss jeder Zentimeter des Körpers genau unter die Lupe genommen werden. Jeder blickt anders auf Körper. Der Blickwinkel ist hierfür ausschlaggebend, um Unregelmäßigkeiten zu erkennen. Nicht nur beim Betrachten von Körpern, sondern in allen Belangen. Wie ich schon zu Beginn meines Buches erläutert habe, ist das fokussierte Betrachten hier fehl am Platz. Man darf ruhig einmal nach links und rechts schauen oder einen Schritt zurück treten um nichts, wirklich nichts zu übersehen. Manche Kolleginnen/Kollegen erkennen Hämatome an Körperstellen, die man selbst für absolut unmöglich, gehalten hätte.

Um sich zu vergewissern, ob einem die/der Kollegin/Kollege nichts vormachen will, kontrolliert man bei der nächsten Körperpflege die Haut auf die besagten Veränderungen. Schließlich will man sich eine Bestätigung einholen. Denn wer will schon als schlampige(r) Pflegerin/Pfleger vor seinen Kolleginnen/Kollegen da stehen? Machen Sie sich immer selbst ein Bild davon, egal um welches Thema es sich handelt, worüber diskutiert wird! Speziell bei Dienstübergaben wirken Sie vor allen Beiwohnenden überzeugend, wenn deutlich zu erkennen ist, worüber Sie fachlich berichten. Ein „Ich glaube", können Sie in der Pflege vergessen! Sie müssen genau wissen, worüber Sie sprechen.

Selbst, wenn Sie fachlich so bewandert sind und Hautveränderungen pathologisch eingrenzen können, veranlassen Sie immer auch eine ärztliche Begutachtung. Damit geben Sie zu, dass Sie ja kein(e) Arzt/Ärztin sind.

Es muss immer darauf geachtet werden, auch bei der schriftlichen Dokumentation, dass Sie sich so äußern, dass es jeder Laie lesen und verstehen kann. Fachsprache ist gut, damit zeigen Sie, dass Sie vom Fach sind. Jedoch seien Sie vorsichtig ihren Kolleginnen/Kollegen gegenüber. Ihre Aussagen müssen begründet sein, und eine medizinische Diagnose überlassen Sie besser den Ärztinnen/Ärzten. Natürlich können Sie dem medizinischen Personal Hinweise darauf geben, welches pathologische Krankheitsbild Sie vermuten. Doch für die letztendliche Diagnose, ist die/der Arzt zuständig/verantwortlich und nicht Sie.

Deshalb ist später immer ein Blick in die Wunddokumentation notwendig, um der Verordnung der(s) Ärztin/Arztes Folge zu leisten. Sollten Sie eigenmächtig von dieser Anordnung nur im Geringsten abweichen, könnte das schwerwiegende Folgen für Sie haben.

Wird Ihnen eine Abweichung einer medizinischen Verordnung von einer(m) Diplomierten Kollegin/Kollegen angeordnet, müssen Sie dies bei ihrer schriftlichen Dokumentation erwähnen!

Tun Sie das nicht und es kommt zu einer progredienten Verschlechterung der zu behandelnden Person, haften Sie alleine voll und ganz für Ihr fahrlässiges Handeln!

Sollten Sie trotzdem in Ihrem eigenen fachlichen Interesse handeln, müssen Sie sich der Folgen bewusst sein, welche auf Sie zu kommen werden. Wenn Sie Ihr Handeln im Ernstfall begründen können, dann brauchen Sie keine Bedenken zu haben.

113

Selbstbewusst arbeiten ist sehr gut, doch übertreiben Sie nicht! Denken Sie daran, es gibt immer Kolleginnen/Kollegen, die besser sind als Sie.

Hierbei, möchte ich Ihnen Sir Karl Popper ans Herz legen. Ein österreichisch-britischer Philosoph, der den kritischen Rationalismus begründete. [±]Er setzte sich mit den Begriffen „falsifizieren" und „verifizieren" auseinander.

Dies besagt, dass nichts ein hundertprozentig für gültig zu sehen ist. Damit meint er, niemals lässt sich das Handeln von Menschen zu hundert Prozent im Voraus bestimmen. Also gehen Sie nicht von Ihrer Vorahnung/Theorie aus, wie sich eine(r) zu Pflegende(r) verhalten wird, wenn Sie eine Pflegehandlung von dieser Person verlangen. Gehen Sie immer vom Schlimmsten aus! Rechnen Sie immer damit, dass etwas Ernsthaftes passieren könnte! Denn gutgläubig zu arbeiten, ist naiv! Verlassen Sie sich niemals auf irgendjemanden, wenn Sie professionell arbeiten wollen. Auf niemanden! Sie kennen sicher den Spruch:

„Vertrauen ist gut, Kontrolle ist besser!"

In der Pflege ist dieser Spruch Ihr oberstes Gesetz.

Ich wurde in der Ausbildung ständig reingelegt. Erst, wenn man weiß, wie nach dem Pflege-Standard gearbeitet werden soll, weiß man, was FALSCH ist in der Pflege.

Sicher werden Sie erkennen, dass jeder in der Pflege sein eigenes „Ding" durchführt. Jeder pflegt anders. Doch alle ziehen an einem Strang! Damit meine ich, alle halten sich grundsätzlich an den Pflege-Standard.

[±] > S133

Wer davon abweicht, muss mit Konsequenzen rechnen. Im schlimmsten Fall mit der Entziehung der Berechtigung, professionell weiter pflegen zu dürfen oder mit einer Haftstrafe.

Scheuen Sie sich nicht Nein zu sagen! Pflegehandlungen durch zu führen, die Sie für absolut falsch oder grob fahrlässig empfinden.

„Hauen Sie auf den Tisch!" Und trauen Sie sich dazu, NEIN zu sagen, wenn Ihnen solche widerrechtlichen, pflegerischen Tätigkeiten, von Kolleginnen/Kollegen oder Ärztinnen/Ärzten oder sonst jemandem aufgezwungen werden. Tun Sie das ohne schlechtes Gewissen. Sie werden später dafür Lob für Ihren Mut ernten. Courage zeigen! Sie wissen, was Recht und Unrecht in der Pflege ist. Also lassen Sie sich niemals „klein" kriegen, herabwürdigen, wenn Sie erkennen, dass Sie widerrechtlich durchzuführende Tätigkeiten an zu pflegenden Personen unbedingt durchführen müssen!

Ich habe in meiner Ausbildung als Schüler dies oft persönlich erleben müssen.

Trotz dreimaliger Verweigerung von widerrechtlich pflegerischen Tätigkeiten wurde ich angeschrien, nein ich wurde regelrecht dazu gezwungen, diese umzusetzen. Sonst hätte ich keine Endbeurteilung in diesem Praktikum erhalten.

Ich meldete den Vorfall schriftlich an meine zuständige Lehrerin und an die Pflegedirektorin. Doch ich blieb mit meiner Beschwerde alleine. Niemand, absolut keine Anlaufstelle half mir. Dumm gelaufen! Wie schon zitiert, stehen Sie dazu und **verweigern Sie jegliche nicht rechtliche pflegerische Handlung an zu pflegenden Personen!**

Die richtige Entscheidung treffen! Dies ist nicht einfach.

Doch im Laufe Ihrer Pflegelaufbahn werden Sie erkennen, wann und wie Sie die richtige Auswahl für pflegerelevante Vorgänge treffen werden.

Ein schöner Spruch, den ich Ihnen mitgeben möchte...

[R]*Erfolg ist die Summe positiver Entscheidungen!*

Ob eine Entscheidung nun richtig oder falsch für Sie ist, wird Ihnen die Zukunft weisen. Schließlich, lernt man daraus oder auch nicht. Wichtig ist, wie Sie das Resultat in Ihrem weiteren Leben verwenden werden. Um die Ergebnisse Ihrer Erfahrung in die zwischenmenschliche Beziehung zu ihren Kolleginnen/Kollegen einfließen zu lassen, werden Sie sich unwillkürlich, ohne es zu merken, natürlich verhalten. Egal, ob Sie sich Ihren Mitarbeiterinnen/Mitarbeitern verbal oder sich mit ihren Verhalten abweisend präsentieren. All das lässt Großteils Rückschlüsse auf Ihre Intuition und Ihre früheren Entscheidungen schließen. Das betrifft natürlich Ihre Mitarbeiterinnen/Mitarbeiter genau so. Berücksichtigen Sie jedoch, dass Sie bei Ihren Kolleginnen/Kollegen gewisse Freiräume zulassen. Damit meine ich, jeder hat seine Erfahrungen im Laufe seines Lebens angesammelt. Sollte sich jemand nicht nach Ihrer Vorstellung Ihnen gegenüber verhalten, dann denken Sie daran, zuerst nach links/rechts zu schauen. Vielleicht ist es sogar notwendig, einen Blick hinter die Kulissen einer Kollegin/Kollegen zu werfen? Man weiß ja nie, warum sich Personen so oder so verhalten. Vorurteile haben dummerweise Vorrang. Somit werden fälschlicherweise Schlüsse daraus gezogen.

[R] > S133

Urteile gefällt und die/der Leidtragende ist oft unschuldig. Ob nun Kolleginnen/Kollegen oder die zu Pflegenden. Bevor Sie heftige, gemeine Äußerungen von sich geben, denken Sie darüber nach, warum sich Menschen so oder so verhalten?

Es gibt immer einen Grund, warum sich Menschen so oder so verhalten! Hinterfragen Sie diesen immer!

Selbst, wenn das Verhalten einer Person aus Ihrer Sicht absurd scheinen mag, Sie es einfach nicht verstehen, warum sich eine bestimmte Person so verhält, wie sie sich verhält, dann werfen Sie einen Blick, wie zuvor beschrieben, hinter diese Person. Die Geschichte, die sich gerade bei solch auffälligen Menschen verbirgt, bringt, so manche Klarheit. Hören Sie nicht darauf, was Kolleginnen/Kollegen über diese Person sagen! Erst, wenn Sie die Geschichte und das Verhalten dieses Menschen zusammenfügen, werden Sie den Grund verstehen, warum sich diese Person so verhalten hat.

Es gibt Menschen, die sehr verschlossen sind. Sich in deren Arbeit verirren. Wortkarg durch den Alltag schlendern. Genau diese Gruppe sollte man auf jeden Fall darauf ansprechen, wenn sie sich anders verhält als sonst. Die meisten jedoch „plappern" sich ihren Kummer von der Seele. Diesen kann man einfach nur zuhören. Bei "illi curandum" funktioniert das anders. Schließlich ist das Verhältnis nicht so eng wie bei Kolleginnen/Kollegen. Hier bedarf es der anfangs beschriebenen Tools, um an die zu pflegenden Personen heran zu kommen.

Erst, wenn ein wenig Vertrauen aufgebaut ist, kann man etwas über den veränderten Gemütszustand und das Verhalten der zu pflegenden Personen erfahren. Wenden Sie die Tools an!

Experimentieren Sie damit, bis Sie heraus gefunden haben, welches Sie am besten einsetzen können! Im Laufe Ihrer Pflegelaufbahn werden Sie merken, dass Sie diese automatisch, ohne es zu merken, anwenden. Doch, wie schon erwähnt, reflektieren Sie sich selbst, überprüfen Sie Ihre Tätigkeit auf Wirkung und Qualität!

Sie werden die Wirkung Ihres Tuns erkennen, die Qualität wird Ihnen Ihr Gegenüber mitteilen!

Ihr Gegenüber, das sind alle Menschen, die Ihnen in Ihrer beruflichen Laufbahn begegnen. Die mit Ihnen arbeiten, die Sie pflegen, die Sie in deren Leid begleiten. Vielleicht sogar bis zum Tod. Ich weiß nicht, inwieweit Sie Erfahrung mit sterbenden Menschen haben, doch wer sich einmal intensiv mit dem Tod beschäftigte, oder einen nahestehenden lieben Menschen beim „Hinübergehen" auf die andere Seite begleitet hat, weiß, dass wir nur kurze Zeit auf diesem Planeten verweilen dürfen. Dieses Bewusstsein prägt einen bis ans Ende unserer Tage! Also meistern Sie den Umgang mit Ihren Kolleginnen/Kollegen. Versuchen Sie es zumindest! Auch wenn es Unstimmigkeiten gibt, reden sie miteinander! Nichts ist unlösbar. Hauptproblem in vielen Institutionen ist, dass Leute nicht oder zu wenig miteinander kommunizieren. Kommunikation ist Ihr Bindeglied zwischen Ihren Kolleginnen/Kollegen und Ihnen selbst. Wenn Sie Probleme haben, reden Sie darüber! Suchen Sie sich eine Vertrauensperson in Ihrem Umfeld! Holen Sie sich Rat, wie Sie ihr Problem am besten lösen können! Gehen Sie diplomatisch vor, überstürzen Sie nichts! Überlegen Sie sich Ihre Vorgangsweise genau!
Der direkte Weg ist immer der Beste. Sprechen Sie die Person, mit der es Probleme gibt, darauf an!

Wagen Sie es ja nicht, hinter deren Rücken sich das „Maul" zu zerreißen oder gleich mit dem Problem zur Leitung zu laufen! Halten Sie den gesetzlichen Dienstweg ein, sonst könnten sie selbst Schaden davon tragen! Seien Sie einsichtig! Zeigen Sie Stärke! Geben Sie Fehler zu, wenn Sie schuldig sind. Doch vertreten Sie Ihre fachliche Kompetenz. Zeigen Sie verbal, was Sie können aber schreien Sie nicht herum! Man sagt...

[∂]Stille Wasser sind tief! Und ein koreanisches Sprichwort sagt... *[1]Der Dumme schnattert, der Weise hört zu!*

Wenn Sie etwas zu sagen haben, dann sagen Sie es! Der richtige Ton macht die Musik. Gehen Sie niemals davon aus, wenn jemand sich still verhält, dass sie/er nichts zu sagen hat. Besonders bei "illi curandum". Hinterfragen Sie, wenn Sie merken, dass irgendetwas mit den zu pflegenden Personen nicht stimmt! Ihr Bauchgefühl wird Sie nicht in Stich lassen. Ihre Intuition wird Sie darauf aufmerksam machen. Besser einmal zu viel fragen, als einmal zu wenig. Jeder Hinweis ist hilfreich und wird die Pflege verändern, vielleicht verbessern. Das gilt auch bei Ihren Kolleginnen/Kollegen!

Sollten Sie nicht mehr weiter wissen, wenden Sie sich an eine Vertrauensperson in ihrem Team! Es gibt immer jemanden, dem Sie sich anvertrauen können, um über Themen/Situationen zu reden. Wo Sie Hilfe benötigen.

Jedoch reden Sie gleich mit jemandem, der sie versteht. Der für Ihr Anliegen Ihrer Meinung nach qualifiziert ist. Denn ein professioneller Rat ist mehr wert, als ein laienhafter Hinweis, wie Sie ihr Problem lösen können. Ein ungefähr oder ein vielleicht hilft Ihnen nicht weiter.

[∂] /1 > S133

Man geht ja auch nicht zum „Schmiedl" sondern zum „Schmied".

Erst, wenn Sie sich professionellen Rat geholt haben, können sie selbst entscheiden, wie Sie ihr Problem, mit einer(m) zu Pflegenden oder mit einer(m)Kollegin(en) lösen wollen. Diplomatisches Handeln ist angesagt. Wichtige Informationen einholen, bevor Sie irgendwie versuchen jemanden, grundlos zu beschuldigen oder ein Problem zu verkomplizieren. Schaffen Sie klare Verhältnisse, indem Sie so vorgehen, wie ich Ihnen es gerade eben beschrieben habe.

Halten Sie Abstand zu einer schnellen, hektischen Vorgangsweise Probleme zu lösen! Denn letztendlich wollen Sie Fehler vermeiden.

Schließlich wollen Sie gemeinsam weiter arbeiten. Versuchen, Sie eine Lösung zu finden! Die für ALLE passt! Nur an sich selbst zu denken, wäre absolut falsch! Entscheiden Sie, nachdem sie alle Fakten gründlich durchdacht haben, wie Sie vorgehen werden. Denn letztendlich müssen Sie eine Entscheidung treffen! Ob diese nun gut für alle Betroffenen ist, werden Sie in absehbarer Zeit erkennen. Anhand daran, wie sich die weitere Zusammenarbeit entwickeln wird. Aber warten Sie nicht zu lange, denn wenn Sie nicht handeln, tun es andere für Sie! Mit jemandem zusammmen zu arbeiten heißt, die Meinung des anderen zu respektieren. Sie müssen ja nicht einer Meinung sein.

Jedoch gilt, nur die Ihrige als valide an die Spitze zu setzen, wäre falsch. Auch die Aussage des anderen könnte einen gewissen Wahrheitsgehalt beinhalten. Wenn Sie länger darüber nachdenken. Versuchen Sie sich in die Lage der/des zu Pflegenden oder einer(s) Kollegin(en) hinein zu versetzen! Versuchen Sie sie/ihn zu verstehen!

Wenn Sie länger über die Aussage des anderen nachdenken, werden Sie vielleicht den Wahrheitsgehalt darin erkennen. Lassen Sie die Meinung des anderen einfach zu und versuchen Sie, damit zu leben. Nur so können Sie miteinander arbeiten. Natürlich können Sie hin und her streiten, darüber diskutieren, aber forcieren Sie keinen Streit! Streit mit zu Pflegenden oder Kolleginnen/Kollegen bringt nichts. Schließlich wollen Sie einfach nur arbeiten, und gemeinsam ein Ziel erreichen. Tagelang an einer Meinung herumstreiten bringt weder Ihnen etwas noch den zu Pflegenden. Diese stehen im Mittelpunkt ihrer Arbeit und nichts anderes. Vergessen Sie das nicht!

Es wird oft mit so vielem Zeit vergeudet. Und dabei der Fokus darauf verloren, wofür Sie Tag für Tag in der Pflege ihren Kopf hinhalten. Die/der zu Pflegende ist das, wofür Sie arbeiten. Sie arbeiten nicht für ihren Chef, nicht für ihre Kolleginnen/Kollegen oder den Träger des Hauses, in dem Sie arbeiten. Es sind, die Menschen, die ihre Pflege benötigen. Sie erledigen Dinge, die dem Wohle ihrer "illi curandum" dienen. Alles, was Sie in der Pflege tun, ist NUR für diese Gruppe bestimmt. Ich kann es gar nicht oft genug erwähnen. Da so vieles in der Pflege zu erledigen ist, wird dieses Fokusieren auf die uns Anvertrauten oft vergessen oder verdrängt. Das Wohlbefinden der "illi curandum" steht im Mittelpunkt. Wie geht es Ihnen dabei? Vergessen Sie nicht ihre Selbstreflexion! Reflektieren Sie sich selbst!

Abgesehen von den Problemen, die sich im Laufe Ihrer Zusammenarbeit mit all den Kolleginnen/Kollegen/den zu Pflegenden ereignen, vergessen Sie niemals Ihre eigene Person! Niemand ist vollkommen. Vielleicht liegt der Fehler bei Ihnen?

Ist es Ihr Handeln, sind es Ihre Äußerungen, die der einen/ dem anderen nicht zu Gesichte stehen? Hinterfragen Sie sich selbst? Erst, wenn Sie die gesamte Situation zusammenfassen und objektiv betrachten - vielleicht müssen Sie erst eine Nacht darüber schlafen - erst dann erkennen Sie den wahren Inhalt der eigentlichen Lage. Was ich damit sagen will ist, nehmen Sie Abstand, überdenken Sie alles, bevor Sie voreilige Schlüsse ziehen! Miteinander arbeiten heißt zusammen zu arbeiten! Eine Hand wäscht die andere. Lernen, Sie von Ihren Kolleginnen/Kollegen, und natürlich von Ihren "illi curandum". Egal, ob sich diese Ihrer Meinung nach richtig oder falsch verhalten haben. In jeder Situation steckt eine Information für Sie dahinter.

Wenn Sie objektiv genug sind, erkennen Sie den Wahrheitsgehalt, der sich hinter den Ereignissen verbirgt. Suchen Sie danach! Überdenken Sie den Konflikt! Was ist/war die Ursache? Ist es wirklich ein Problem, das nicht lösbar ist?

Jedes Problem ist lösbar. Die Frage ist nur, wie gehen Sie damit um, um es zu lösen?

Umso mehr Erfahrung Sie haben, desto leichter wird es Ihnen fallen schwierige Situationen zu meistern.

Gerade jetzt habe ich einen jüngeren Kollegen, der mich auf seine nette Art provozieren will. Schafft er aber nicht! Da ich ihm um Jahre des Arbeitens überlegen bin. Wozu sollte ich ihm die Genugtuung geben und mich auf einen Streit mit ihm einlassen? Unnötige Diskussionen verschwenden nur Zeit und bringen nichts. Jeder muss sich seine Erfahrung selbst aneignen. Und bei jedem ist es anders. Bei vielen ist der Blickwinkel unterschiedlich. Was für den einen wichtig erscheinen mag, ist für den anderen belanglos.

In der Pflege erkannte ich, dass gerade die kleinen Dinge besonders wichtig für mein Umfeld sind. Für belanglos erachtete Bitten meiner bisherigen Kolleginnen/Kollegen hatten Tage später enorme Bedeutung für mich. Werden diese Bitten ignoriert, kann man sein wahres Wunder, im negativen Sinne gemeint, erleben. Habe ich auch! Also, denken Sie nicht lange darüber nach und erfüllen Sie die Wünsche ihrer Kolleginnen/Kollegen einfach. Es hört sich oft so an:

„Du…, kannst Du mir noch bitte, das und das erledigen? Aber, wenn Du nicht dazu kommst, ist es auch egal!"

Ist es nicht!

Für die Bittsteller ist es enorm wichtig, dass Sie diese Wünsche, erfüllen. Sollten Sie diese erledigen, punkten Sie gewaltig bei ihren Mitarbeitern. Denn alle haben viel zu tun. Niemand hat Zeit etwa um Blutdruckwerte oder Fieber zu messen.

Diese Messungen, die durchzuführen sind, werden meistens für den Schluss der Pflege aufgehoben. Nehmen Sie sich die Zeit und erfüllen Sie die Bitten ihrer Kolleginnen/Kollegen mit Sorgfalt!

Zeit? Ein Faktor, der in der heutigen Gesellschaft Luxus ist!

Der andere ist Personalmangel! Gäbe es mehr Mitarbeiter, stünde der Zeitfaktor nicht mehr so im Mittelpunkt. Doch die Zeit, in der wir heute leben, bietet uns kaum Freiraum, Pflege gelassen durchzuführen. Folglich kommt der Druck hinzu, der sich dadurch ergibt, dass es sich ja nicht nur um eine einzige Person handelt, die gepflegt werden muss sondern Sie haben Verantwortung mehreren zu Pflegenden gegenüber.

Diesbezüglich wirkt sich die Qualität unseres Handelns negativ auf die Pflege aus. Versucht man sich dem Tempo der Kolleginnen/Kollegen anzuschließen, kann sich dies positiv auf die Kollegialität auswirken. Doch das muss nicht heißen, dass es sich zum Vorteil der "illi curandum" auswirkt. Verlangt wird jedoch, all die zu erledigenden Pflegehandlungen korrekt durchzuführen. Werden gewisse Punkte nicht ausgeführt, gilt man als nachlässig. Denn die anderen können es ja auch! Fragt sich nur Wie? Sicher kann man sechs bis zehn zu Pflegende versorgen, aber ich bin mir sicher, dass es dadurch pflegerische Qualitätsunterschiede gibt. Will man korrekt arbeiten und es durchführen, wie es der Standard verlangt, braucht man dafür mehr Zeit. Man muss sich diese einfach nehmen! Entweder gilt man dann als „Brödler", oder man bekommt nach einiger Zeit Lob dafür. Denn schließlich hat das Wohl der "illi curandum" oberste Priorität. Werden diese optimal versorgt, sind Sie der Held bei all Ihren Kolleginnen/Kollegen. Die lange Zeit, die Sie dafür aufwenden, fällt dann nicht mehr so ins Gewicht. Denn Sie haben den Fokus Ihrer Arbeit nicht vergessen. Was von Ihren Kolleginnen/Kollegen sehr geschätzt wird.

Besser mehr Zeit für die Pflege aufzuwenden, als wie ein Gewinner durchs Ziel zu laufen und pünktlich beim Abendessen im Personalraum zu erscheinen. Oder pünktlich bei der Dienstübergabe einzutreffen. Was ist Ihnen wichtiger? Das müssen nur Sie alleine entscheiden! Mir persönlich ist es egal, ob etwas auf mich wartet. Sei es das Abendessen, die Dienstübergabe oder der Dienstschluss. **Die Qualität meiner Pflege ist mir wichtiger!** Der Faktor Zeit und das Verhalten vieler Kolleginnen/Kollegen sollen nicht für die Qualität Ihres pflegerischen Handelns ein Hindernis darstellen. In diesem Sinne dürfen Sie Ihre Umgebung ausblenden. Konzentrieren Sie sich auf die Tätigkeit, für die Sie ausgebildet wurden! Schlampig zu arbeiten erspart Zeit.

Nur, können Sie dann noch Ihre pflegerischen Arbeiten mit ruhigem Gewissen vertreten?

Dem Träger des Hauses und der Leitung ihrer Station ist es egal. Hauptsache, Sie haben Ihre Arbeit erledigt. Wie? Das müssen Sie selbst mit Ihrem Gewissen vereinbaren.

Der größte Feind der Qualität ist die Eile!

Haben Sie Ihre Arbeiten einmal durchgeführt, unterziehen Sie sich selbst einer Kontrolle! Bei jeder Tätigkeit. Keine Ausnahmen. Nur so wird die Qualität Ihrer Arbeit Früchte tragen. Ihre Kolleginnen/Kollegen werden die Qualität Ihrer Arbeit natürlich überprüfen und sie werden erkennen, dass Sie, wenn der Fokus Ihrer Pflege nicht vergessen wurde, ausgezeichnete Dienste geleistet haben. Weil Sie anders arbeiten als die anderen, wird diese der Neid „fressen".

Denn die positive Resonanz der zu Pflegenden wird nicht nur von Ihren Kolleginnen/Kollegen wahrgenommen. Nein! Die offensichtliche Qualität Ihrer Arbeit wird von allen geschätzt werden.

Sie werden die Anerkennung auch von Ihren Vorgesetzten und, wenn die Leitung des Hauses offen genug dafür ist, auch dort spüren. Dieses imaginäre Lob für Ihre Arbeit, die Sie tagtäglich durchführen, ist wie Balsam auf der Seele.

Ich versuche durch meine Arbeit den Ruf und die Anerkennung der Pflege durch mein Tun besser zu machen!

> S133

Der Abschied

Sollten Sie keine positive Resonanz erhalten, weil Ihre Kolleginnen/Kollegen /die Vorgesetzten/die Leitung nicht offen genug für Neues ist, sollten Sie die Station/das Haus wechseln. Ich weiß, es ist nicht leicht, doch haben Sie erst einmal den Schritt gewagt, fragen Sie sich: „Warum habe ich das nicht schon früher getan?" Sich von den Kolleginnen/Kollegen zu verabschieden, ist eine Sache. Man schüttelt sich die Hände, wünscht sich alles Gute, ist bedrückt, vielleicht sogar mit einem Lächeln entfernt man sich. Doch wie verabschiedet man sich von den "illi curandum"? Das ist eine andere Sache. Bei manchen ist es nicht so kompliziert. Bei zu Pflegenden, die eine Psychose haben, ist es besser sich nicht zu verabschieden. Dies könnte eine dramatische Reaktion auslösen. Habe ich vor einiger Zeit selbst erlebt. Eine Bewohnerin hat erfahren, dass ich laut einem Gerücht, das sich irgendwie im Heim verbreitet hatte, auf Urlaub gehe. Zu dieser Bewohnerin habe ich eine fantastische Pflegebeziehung aufgebaut. Ich wusste genau, wie ich sie aus ihrer depressiven Phase herausholen konnte. Sie kam nur zu den Mahlzeiten aus ihrem Zimmer. Redete nicht viel. Schloss sich bei keiner Heimveranstaltung an. Stattdessen verkroch sie sich mit ihrem Rollator, meistens nachmittags, in ihrem Zimmer. Sie stammt aus Rumänien. Eine ganz nette Dame. Ihre Unterschenkel sind ödematös und benötigen jeden Tag Pflege. Ich tat nichts weiteres, als ihr zuzuhören. Spielte mit ihr Puzzle zusammmen setzen. Ein simples Puzzle mit großen Bausteinen (17 an der Zahl) und einem großen Elefanten als Abbild darauf.

Θ > S133

Anfangs hielt sie einen Baustein dreißig Sekunden lang in ihren Händen, wusste nicht, wo sie ihn hinsetzen sollte.

Sie murmelte irgendetwas in ihrer Sprache dahin. Ich fing an sie anzuleiten, zeigte ihr, wie die einzelnen Bausteine zusammenpassen.
Nach der Kaffeejause spielten wir jeden Tag, an dem ich Dienst hatte, gemeinsam.
Sie fing an, Gefallen daran zu finden. Konnte es kaum erwarten, wenn sie mich kommen sah, um mit mir zu spielen. Sorgfältig, verstaute sie es in einer großen Plastiktüte im untersten Fach ihres Kleiderschrankes. Jeden Tag erzählte sie mir, dass es ihr jemand stehlen wolle. Deswegen ließ sie es keine Minute aus den Augen. Ich hörte ihr einfach nur zu, war für sie da. Es war ja sonst niemand da, der ihr zuhörte. Sie hatte niemanden. Niemanden, der sie besuchte, niemanden, der ihr schrieb. Keine Seele scherte sich um sie. Sie hatte nur uns. Die Pflegebediensteten! Und da waren…? Nein, es war nur ich, der sich um sie kognitiv bemühte. Und das spürte nicht nur sie selbst, sondern auch ich. Ich realisierte, wie wichtig es ist, sich um jemanden zu kümmern, sie/ihn zu pflegen. Zeigen, dass man für sie/ihn und nur für sie/ihn da ist und für sonst niemanden. Und das war für sie und für mich das Wichtigste! Niemand meiner Kolleginnen/Kollegen hatte sich Zeit genommen und spielte mit ihr, wenn ich nicht im Dienst war. Nach fünf Monaten hat sie das gesamte Bild dreimal in zwanzig Minuten selbstständig zusammengesetzt. Ich bringe sie immer zum Lachen, denn ich versuche ihr die zwei Anfangsbausteine jedes Mal zu verstecken. Um es ihr jetzt ein wenig schwerer zu machen. Eigentlich ging es nur darum, sie zu beschäftigen. Ihr zuzuhören. Interesse an ihren Erzählungen zu zeigen, mit ihr zu reden, so gut es ging, denn alles habe ich ehrlich gesagt, nicht verstanden, was sie mir erzählte.

Aus internen betrieblichen Gründen musste ich das Pflegeheim wechseln, was ich natürlich nicht an die große Glocke hängen wollte. Aber diese Maßnahme sickerte durch und die Bewohnerin fragte mich, was/wo/wie lange ich denn weg sein würde? Dabei hatte sie ein todernstes Gesicht, ihre Augen weit geöffnet. So ein Gesicht habe ich zuvor bei ihr noch nie gesehen! Zuerst habe ich ja gesagt, ich gehe auf Urlaub. Dann wusste ich nicht, was ich ihr sagen sollte. Als ich zu stottern begann, erkannte sie sofort, dass etwas nicht stimmte. Und was sie dann sagte, schockierte mich zutiefst!

„Wenn Du nicht wiederkommst, bringe ich mich um!"

Dabei fuhr sie zornig mit dem Fingernagel ihres Daumens über die Pulsader ihres Handgelenkes. Sie tat mir so leid, denn ich wollte sie nicht mit ihrem Schicksal ohne Spielgefährten alleine lassen. Aber ich musste es! Was, blieb mir anderes, übrig? Ich trat an sie heran und umarmte sie. Leise flüsterte ich ihr ins linke Ohr: „Sei unbesorgt, der Elefant wird auf dich aufpassen. Denn ich sitze immer oben auf ihm drauf und passe auf dich und auf ihn auf." Daraufhin wandte sie sich von mir ab und flüchtete in ihr Zimmer. Ich konnte noch erkennen, dass sie weinte, aber ich und auch sie mussten Abschied nehmen. Es ließ mir keine Ruhe, deshalb bin ich am nächsten Tag noch einmal hingefahren, um mich über ihren Zustand bei einer Kollegin zu erkundigen. Sie berichtete mir, dass sie sich normal, wie früher, verhalten würde. Ich erzählte ihr, wie sie sich am Tag zuvor verhalten hat und dass man sie beobachten sollte. Dass sich das Pflegepersonal mehr um ihren kognitiven Zustand bemühen solle. Die Kollegin nahm meinen Ratschlag dankend an und leitete ihn an das Team weiter. Ich bin beruhigt, denn ich habe meiner pflegerischen Pflicht Genüge getan.

Wie Sie sehen, kann der Abschied für emotional beeinträchtigte Menschen eine Erschwernis darstellen. Diese kann sich unterschiedlich auf solche Gruppen auswirken. Sie sollten sich über das nötige Fingerspitzengefühl für den Abschied Gedanken machen! Sich vorbereiten, wie Sie Ihren Abschied gestalten um keine zusätzlichen Psychosen auszulösen.

Nun ist es soweit, auch ich werde mich von Ihnen verabschieden. Ich hoffe, Sie können das Eine oder das Andere aus meinen Erlebnissen in der Pflege für sich verwenden. Anwenden, oder vielleicht in einer ähnlichen Situation aus ihrem Unterbewusstsein hervor holen. Daran denken, dass das gute Zusammenarbeiten nicht nur zwischen Kolleginnen/Kollegen für einen angenehmen Arbeitsplatz sorgt, sondern dass alle Menschen rund um die Pflege mit einbezogen werden sollten. Ein Miteinander, kein Gegeneinander. Auch mit den Angehörigen zusammen zu arbeiten, verschönert Ihren wundervollen Arbeitsplatz. Seien Sie positiv, verdrängen Sie negative Gedanken, womöglich aus ihren privaten Bereich, die Sie in die Arbeit mitschleppen! Lassen Sie diese vor der Tür! Seien Sie voll und ganz in der Zeit, in der Sie arbeiten, für die zu Pflegenden da! Versuchen Sie, ihren Arbeitsplatz so anzunehmen, wie er ist. Dazu gehören an erster Stelle ihre Kolleginnen/Kollegen, und die zu Pflegenden. Passen Sie sich den Räumlichkeiten an, auch wenn diese eng/alt sind, keinen Lift vorweisen. Er ist halt so!

Nehmen Sie die Gegebenheiten zur Kenntnis, dann ist alles viel einfacher! Ständige Nörgeleien zermürben. Das will doch keiner! In diesem Sinne, arbeiten Sie miteinander, nicht gegeneinander und denken Sie an mich!

Fazit

Wie Sie aus meinen Erfahrungen/Erlebnissen erkannt haben, habe ich mich stets selbst reflektiert. Sich selbst hinterfragen? Nur so werden Sie bei Ihren pflegerischen Tätigkeiten besser. Akzeptieren Sie Ihre Kolleginnen/Kollegen so, wie sie sind! Versuchen Sie mit ihnen nicht nur irgendwie auszukommen, nein sie sollten mit ihnen einen Weg finden um, zusammen zu arbeiten. Gemeinsam an einem Ziel zu arbeiten, das nicht nur für Sie und Ihre Mitarbeiterinnen/Mitarbeiter ein harmonisches Arbeitsklima schafft. Nein, diese Harmonie, die Sie alle miteinander verbreiten, wirkt sich auch positiv auf die "illi curandum" aus. Schließlich bekommen es die zu Betreuenden mit, wenn es den Mitarbeiterinnen/Mitarbeitern, nicht gut geht. Also sorgen Sie dafür, dass Sie sich an Ihrem Arbeitsplatz, die Kolleginnen/Kollegen, die Leitung des Hauses und natürlich die zu Pflegenden, wohlfühlen. Die Angehörigen miteinbezogen! Erst, wenn Ihnen das bewusst wird, arbeiten Sie erfolgreich. Freuen Sie sich, wenn Sie Ihren Arbeitsplatz betreten. Sagen Sie zu sich selbst: „Heute ist ein wundervoller Tag", selbst wenn es regnet. Erfüllen Sie ihr Innerstes mit Freude! Lassen Sie Sorgen vor der Tür! Arbeit ist Arbeit, Freizeit ist Freizeit. Seien Sie ab Arbeitsbeginn voll und ganz für ihre Schützlinge da! Widmen Sie sich ihnen. Nehmen Sie sich Zeit, wenn möglich! Schenken Sie Aufmerksamkeit! Hören Sie aufmerksam zu! Jede Geschichte, jeder Hinweis, der für die Genesung von Vorteil ist, kann wichtig sein.

Versuchen Sie, die kleinen Wünsche Ihrer Mitmenschen zu erfüllen, dann punkten Sie gewaltig. Arbeiten Sie zusammen! Nicht gegeneinander! Macht vieles einfacher.

Danksagung

Ich, habe schon vor circa dreißig Jahren begonnen, Kurzgeschichten zu schreiben. Irgendwelche Geschichten, die mir spontan eingefallen sind. Beiträge an Zeitungen waren auch drunter. Einmal habe ich sogar fünfzig Euro mit einem Ausschnitt aus meinem Leben gewonnen. Das Schreiben habe ich nur aus Langeweile betrieben. Vor kurzem habe ich meine Leidenschaft wieder neu entdeckt. Vier tolle Geschichten, die meinen Freunden sehr gut gefallen haben, habe ich zu Papier(digitale Datenträger☺) gebracht.

Im Dezember letzten Jahres kam mir die Idee: „Warum nicht ein Fachbuch schreiben?" Ich wusste genau, was mich am meisten beschäftigte. Da ich viel reise, vieles beobachte, wie Menschen zusammen arbeiten, egal in welcher Branche, hat mich dieses Thema dazu bewegt, ein Buch zu schreiben.

Diesbezüglich bedanke ich mich bei allen, die mich ermutigt haben, es zu schreiben. Die mich inspirierten, in deren Verhalten bei der Pflege aber auch die, die mir Tipps gaben, um meine Gedanken korrekt zu formulieren. Und sie so zu kodifizieren, dass es jeder versteht, der mit Menschen zusammen arbeitet.

Einen ganz besonderen Dank spreche ich meiner Lektorin Marina Apfelthaler und meiner Agentur aus, die es mir ermöglichte, all die besonderen Eindrücke und Erfahrungen aus den vielen Pflegeheimen in diesem Buch zu beschreiben.

Fachbegriffserklärung

♣ > https://www.ppm-online.org

1 Anpassen https://flexikon.doccheck.com

2 Vergessen von Bewegungsabläufen https://msdmanuals.com

3 Störung im Erkennen und richtigen Interpretieren von Sinneseindrücken, obwohl die Sinneswahrnehmung intakt ist. https://www.gesundheit.gv.at

4 Wenn gleichzeitig mehrere periphere Nerven im Körper nicht richtig funktionieren. https://www.msdmanuals.com

5 Wachheit https://flexikon.doccheck.com

6 Gesamtheit der äußersten, endenden Körperteile www.openthesaurus.de

7 Verschleiß von Gelenken https://www.gesundheit.gv.at

8 Erworbene Sprachstörung https://hirnstiftung.org

♠ > Starkes Übergewicht https://adipositas-gesellschaft.de

1 Die Pumpleistung der linken Herzkammer ist nicht ausreichend. https://gesundheit.gv.at

2 Gewebe mit außerordentlicher Flüssigkeitsansammlung https://befunddolmetscher.de

3 Störung der Hirn-,Rückenmarks-und Nervenfunktion https://msdmanuals.com

Σ > Artin Motivation 16.

⊗ > Berthold Schrenk

∞ > Ken Blanchard, amerikanischer
      Autor und   Motivationsredner

∏ > Gesundheitsinformation.de

♦ > www.kursfinder.de

ψ > https://praxistipps.focus.de

      1   https://flexikon.doccchek.com

      2   https://onma.de

± > https://de.wikipedia.org

ℜ > https://www.malerblatt.de

∂ > www.Brigitte.de

      1   ma-ha-schulze.de

∴   > Hoi-Laden

Θ > https://carerockets.com 5.

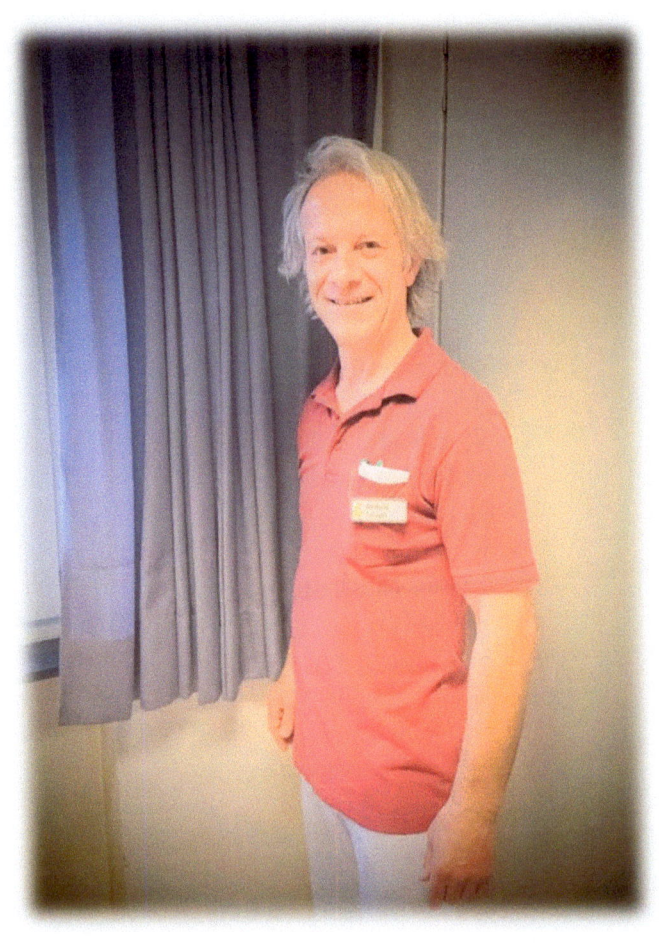

Berthold Schrenk

Geb. 20.03.1971

Geborener Krankenpfleger